［瑞士］奥德·霍瑟－莫蒂尔 ——

著

高朋 ——

译

音乐的伤痛

La musique de la douleur

Aude Hauser-Mottier

广西师范大学出版社
·桂林·

Author：Aude Hauser – Mottier
Title：La musique de la douleur
Copyright © Mercure de France，2015
Simplified Chinese edition copyright：2019 Guangxi Normal University Press
All rights reserved.

著作权合同登记号桂图登字：20 – 2017 – 245 号

图书在版编目（CIP）数据

音乐的伤痛／（瑞士）奥德·霍瑟－莫蒂尔著；高朋译.—桂林：
广西师范大学出版社，2019.7
ISBN 978 – 7 – 5598 – 1897 – 3

Ⅰ.①音… Ⅱ.①奥… ②高… Ⅲ.①音乐疗法 Ⅳ.①R454.3

中国版本图书馆 CIP 数据核字（2019）第 131897 号

出 品 人：刘广汉
策划编辑：李 昂 徐 妍
责任编辑：刘孝霞
装帧设计：王鸣豪

广西师范大学出版社出版发行

（广西桂林市五里店路 9 号　　邮政编码：541004）
（网址：http://www.bbtpress.com）

出版人：张艺兵
全国新华书店经销
销售热线：021 – 65200318　021 – 31260822 – 898
山东鸿君杰文化发展有限公司印刷
（山东省淄博市桓台县寿济路 13188 号　邮政编码：256401）
开本：787mm×1 092mm　1/32
印张：6　　　　　　　字数：98 千字
2019 年 7 月第 1 版　　2019 年 7 月第 1 次印刷
定价：38.00 元

如发现印装质量问题，影响阅读，请与出版社发行部门联系调换。

艺术家应凭心生活，凭爱创造美。

——乔治·莫杰《艺术现象》

序

　　十多年前的某一天，我走进奥德·霍瑟-莫蒂尔（Aude Hauser-Mottier）医生的诊室。尽管我一直在回忆，但我确实想不起来当初走进诊室的原因。那时我十六岁，在我的生命里，钢琴是第一位的，大家也觉得我会成为最有前途的演奏家①。

---

　　① 路易·史威兹贝尔（Louis Schwizgebel），钢琴家，音乐会演奏家。出生于1987年，获得"BBC新一代艺术家"称号，是国际钢琴舞台上冉冉升起的新星。2012年—2015年，他在伦敦爱乐乐团、维也纳交响乐团、瑞士罗曼德交响乐团、底特律交响乐团、上海爱乐乐团等著名乐团任职。他常活跃在各大音乐节，并在世界上最负盛名的音乐厅演出：纽约卡内基音乐厅、伦敦皇家阿尔伯特音乐厅、华盛顿肯尼迪艺术中心、苏黎世音乐厅、萨尔茨堡莫扎特音乐厅、布拉格史麦塔纳音乐厅、上海东方艺术中心。曾获得瑞士莱茵纳茨基金会（13岁时）、日内瓦国际音乐大赛（17岁时）、纽约国际青年音乐会艺术家试听（19岁时）一等奖及2012年利兹国际钢琴比赛二等奖。

我隐约记得，大概是因为我在弹琴时，手腕会发出摩擦的声音，所以朋友介绍了这位专门为音乐家进行诊治的理疗医师，她同时也在音乐学院讲授艺术医学和姿势类课程。我是一个谨慎的人，觉得无病预防胜过有病治疗，于是我推开她诊所的大门。我们之间很快建立起深深的信任，除了治疗，我还经常参加她那里组织的私人音乐会。

我对音乐家可能遭遇的病痛并不了解，不过，一些伟大的艺术家都曾是功能性肌张力障碍①的受害者。奥德·霍瑟-莫蒂尔医生与我进行的训练不只局限于身体康复，也会引领我去探究音乐的本质。她自己就是一位出色的音乐家，曾练习钢琴多年，所以对我来说她还是一位良师。我们每次会面都很有意思，我感觉在演奏技术和精神思想上成果丰硕。她开放自然、幽默可爱，相处起来让人感觉特别舒服，内向保守的我遇到她真是一种幸运。在她的诊所里演奏，无论是技术与姿势的改善，还是内心态度的调整，她都会给出非常实用的建议，可以让人获得升华。

————————————

① 关于功能性肌张力障碍，见本书后记。

我暗自庆幸，自己没有得过肌腱炎或是其他疾病，也没有因为音乐会紧张而产生心理问题。但我和大家一样，上台前会有一定的压力。普通人很难想象音乐道路的艰辛。如今竞争异常激烈，尤其在钢琴领域，好的钢琴家比比皆是，他们获得成功的机会就是担当钢琴独奏。在音乐领域，很多人才华横溢，但只有少数人能够登上舞台。每一次选拔，都相当严格。展示天赋与技术，展示熟练程度，可能是钢琴家每天都要面对的事情。从选择这个职业开始，音乐家们每一年都要参加各种考试、竞赛和试演，不断经历各种评估、评判和比较，心理不可能没有压力。就像高水平的运动员，心理因素会影响到他们的运动成绩。所以，让身体和精神保持和谐尤为重要。

　　奥德·霍瑟-莫蒂尔医生致力于将这两者进行融合，而不是把它们割裂。她解决音乐家们问题的方法完美地结合了科学、医学和理性。关于肌肉、肌腱的训练，她总会给出详细的解释。同时，她用心传达的快乐，具有比肌肉训练更大的意义，这对患者的恢复起着重要作用。

　　研究和分析一下手中的乐谱，就可以更加深刻地体会到我的工作不能仅靠智力，同时还需要自我的释放，需要直觉和感受，身心的平衡，才能让演奏水平达到理想的高度。

从心理学的角度，演奏带来的快乐是最好的放松，所以我们应该充分享受这本就蕴含于音乐之中的快乐。而不要为了某些目的或者炫技而演奏，不要纠结于证明什么，要体验的是演奏的乐趣。这些宝贵的建议来自奥德·霍瑟-莫蒂尔医生，在此我要向她表示深深的谢意。

我讲一个亲身经历：几年前的一场音乐会上，我在演奏过程当中，突然感觉压力袭来，大脑一片空白。幸运的是，我还能赶上演出的节奏，但已经无法保持稳定。那时我想起医生的叮嘱："保持快乐"，就是她的这句话，拯救了那场音乐会上的我。

之前我曾说过，我特别喜欢参加她组织的私人音乐会，因为这些音乐会充满了她的理念。她在音乐会上营造出最适宜的环境，使艺术家和观众分外亲密，我们可以感受到听众更加关注音乐和演奏家表达的情感。她是一个热爱音乐的人，所以她为完成音乐作品创造了必需的宁静氛围。

不久前，我在伦敦工作时收到这本书的手稿，立刻开始阅读，作者率性而为、直接坦荡的形象立刻浮现在我的脑海。其他患者肯定和我一样深有体会，她善于从患者角度考虑问题，既能体谅别人，又不会过于干涉。她知识渊博，在音乐、理疗、梦的解析、荣格分析性心理治疗、神经科学与心理活动的关系以及神学方面均有研究。

我觉得音乐家应该像奥德·霍瑟-莫蒂尔医生一样，善于调和并凝聚自己内心所有的潜能，不能只局限于音乐本身。我不会把自己的职业作为人生唯一的追求，那样无异于自我封闭。众所周知，局部的发展，需要保证整体不受损伤。如果我们失去前行的参照，就会陷入自我纠结之中。保持内心的平静与从容才最为重要。我登台演出前，常常会想到精细的外科手术，与手术失误相比，演奏失误也许还不算严重，如果手术失误可能就会结束我的音乐生涯。要想内心具备足够的力量来保证人生不迷失方向，就必须具有整体观念，同时让每一个组成部分在整体中保持合适的位置。

和大家分享一下：我不仅通过健身和慢跑来保持体形，而且还喜欢绘画和日本折纸。另外，我魔术学得也还不错，以至于有时觉得，要是音乐会上遇到问题，解决方案还真可以是表演魔术，我的袖子里可不只有一件法宝。还有一件事情很重要，就是保持内心的平衡。对于艺术家来说，成为一个综合全面的人再好不过，但至少保持自己的平静从容。

接下来的阅读让我充满感动，希望所有的读者都会如此。书中，我似乎又见到了霍瑟-莫蒂尔医生，这个我熟悉又钦佩的人分享了患者们的失败与痛苦，成功与希望，分享了音乐家、演奏家们的追求与向往，然而一切最终回归到对内心世界的完善。

路易·史威兹贝尔

目　录

引　言

　　我的这本书是一部故事集，主要以叙述故事的形式撰写。当然，故事会有一定的虚构成分，所以它们也能被看作是小说。这些故事可以让大家了解音乐家们遇到的问题，有时他们的诉求最为独特。我从事的职业比较少见，我的患者主要是艺术家，当然非艺术家患者也会有所收治。下面这些故事，可能会让大家想起古希腊神话中的伊卡洛斯。艺术家通过纯粹的艺术创作最大限度地接近美，但艺术家也是敏感的，到达一定高度时，他们可能会烧毁自己的翅膀。如果读者想快速了解我的理疗方法与荣格分析性心理治疗，那么可以参考本书"后记：为什么我的患者采用这种治疗方法？"。

大提琴与归来人

和往常一样，大厅里的人多得快装不下了。音乐家们刚准备入场，就明显感受到观众激动的心情。这让音乐家们觉得特别的幸福和快乐，一场美妙的音乐会即将呈现。今晚演奏维瓦尔第，大提琴手是迪亚戈·巴尔加斯先生。其他成员中有的已经退休，但也都是专业乐手。巴尔加斯先生是一位非常有天赋的演奏家，曾长期在国家级乐团任职。人虽已退休，但对演奏的热情不减当年。整个乐队的组合，必将取得圆满成功。

　　音乐在大厅里缓缓响起，这支室内乐队完美演绎出维瓦尔第协奏曲的生机、奔放与速度。似乎没有什么能够打破演奏所营造出的氛围，观众们心醉神迷。各个乐章的衔接也是完美利落，一切充满了活力！

　　接下来，巴尔加斯先生准备进行那段著名的独奏，每个人都明白这将是音乐会的高潮。他的手指在琴颈上移动，弓弦和谐，音色优美，直触观众内心深处。

　　突然，巴尔加斯先生的手不动了，僵在那里，如同石化一般。他的手颤抖着，挛缩着，好像在努力挣脱某种看不见的束缚，拼命地去获得自由。但他的手指却不听使唤，整只手像瘫软的章鱼，触手几乎不再摆动。乐队演奏的声音随即磕磕绊绊，最终停滞。舞台上，大厅里，陷入一片沉寂。观众和乐手们面对这窘迫的场景，一时间无所适从。

巴尔加斯先生走到台前，无奈地说道："女士们，先生们，你们……你们可以看到我真的很难过……我没法继续了……请原谅我。"

他匆匆鞠了一躬，迅速离开舞台。乐队商议后，演奏了另外一首乐曲。

后台，巴尔加斯先生神情沮丧，心里忍不住胡思乱想。其他乐手过来找他，但说什么他几乎没听到。只觉得如堕云雾，耳边断断续续地都是"别担心""没什么""肯定就是暂时的"这些话。

巴尔加斯先生十分清楚，安慰的话语并没什么作用。因为这次意外早有苗头，左手不能像以前一样控制自如的情况，已经困扰他好多年了。而且最近一段时间，手的问题越来越严重，以致排练时演奏一些乐曲都会相当困难。

今晚，演奏的可是维瓦尔第，太惭愧了，怎么对得起观众的期待？所有人到来，为的就是听一场最棒的维瓦尔第音乐会。可他的失误，拉出的怪异声响，终结了这一切。

第二天一早，巴尔加斯先生感觉症状稍有减轻，但他还是预约了一位手外科专家，看病的日子就在这几天。他非常清楚，室内乐队下个月的演出日程已经排满，他必须尽快解决自己的问题。何况，这不仅仅关系到音乐会能否如期举行，还关系到他的人生会不会因此发生改变。没了音乐，他会是什么样子？他的存在是否还有意义？可他只要一看到那把漂亮的大提琴摆在房间墙角，内心深处就会感受到他和这件乐器间深深的联系，这是发自内心的对音乐最为纯粹的热爱。他甚至觉得，和这种情感相比，男女间的情感都是脆弱的。

手外科专家对他进行了各种检查，并拍了片子。严格地说，从生理角度，并没有什么问题。尽管演奏维瓦尔第对提琴家手指移动的速度要求相当高，但真的就是这些作品让手出了问题？医生的最后结论：单纯功能性问题。

关于解决的办法，医生建议："最佳方案就是手的康复训练。您可以找这个人，这是她的联系方式。"

几分钟后，巴尔加斯先生就到了我的诊所。他热情开朗，性格外向，一直在主动讲述。他和我描述受伤的过程，说明来找我诊治的原因。

"医生，您可以想象吗？就是我毁了这场音乐会，是我让同事们失望了，也让观众们失望了，是我没有演奏好乐曲。"

接下来，我们立刻开始了生物动态康复训练。训练手对移动的感知，训练各处关节和失衡的肌肉。

效果明显，但还不够完美。

巴尔加斯先生和我说："真让人惊喜。训练后，我又找到了之前的感觉，很开心。"

接着，他又滔滔不绝地聊了起来，这非常符合他外向的性格。找回失去的感觉让他又记起另外一些事情。这些回忆年代久远，在他少年时就已埋藏在心里。

时间要回到西班牙内战刚刚开始时，那是二十世纪一段极为恐怖的历史时期。何塞·巴尔加斯二十岁，刚刚娶了年轻美丽的玛莉亚。但是时代的大潮常让人身不由己，何塞首先要做的是捍卫民主和自由，他参加了共和政府军，去阻止国民军的推进。

一开始，玛莉亚收到过丈夫的几封来信，可是后来突然音信全无，何塞再没有传来任何消息，好像消失了一样。这时，玛莉亚发现自己怀孕了。

日子一天天过去，一个男孩出生了，玛莉亚给他取名迪亚戈。这位年轻的妈妈把所有的爱和精力都给了摇篮里哇哇啼哭的小家伙。

战火燃起，欧洲被极端暴行笼罩，不见天日。希特勒兼并奥地利，入侵波兰，拉开东部战线，之后又开始西线作战。

迪亚戈长到三岁，母亲和他聊天时提到爸爸，孩子会问爸爸在哪儿。不过，这样的提问变得越来越少，何塞还活着的希望已越发渺茫。母子只能面对现实，为生存而努力。

他们住的小屋周围有个园子，里面种上蔬菜和土豆，玛莉亚再做些零活，日子过得不好不坏。

迪亚戈还小，与母亲相依为命。他的内心深处似乎有一股力量，在鼓舞他竭尽所能帮助母亲。母子在一起，将会更加坚强。迪亚戈深深爱着妈妈，而玛莉亚也将她所有的爱给了儿子，她的生活中没有再走进任何一个男人来替代她离去的丈夫。

尽管时局动荡，但母子就这么一天天、一年年地过着，日子倒也幸福，没有什么比共同面对逆境更能紧密地联系起两个人。玛莉亚出色地培养和教育着儿子。儿子也树立起保护母亲的意识，并且他喜欢这样的身份和责任。他怎么能够不让母亲幸福呢，他要通过自己的努力和陪伴，给母亲永久的支持。

这一天，烈日当空，骄阳似火，照得人眼花。温度高到了极点，炽热中，东西看起来都有些重影。迪亚戈和母亲待在家里，小屋的百叶窗紧闭，保住一点点凉爽。中午时，迪亚戈跟着玛莉亚出去晾衣服。环顾四周，整个村子空旷得像沙漠。突然，他们看到远处一个小黑点正在走近，然后逐渐变大。逆着光，一个人形的轮廓渐渐呈现出来。这是一个男人，身形消瘦，肤色黝黑。然而在强光下，又显得有些模糊，看不清楚。很快，他来到这对母子面前，这才能仔细辨认他的容貌。

迪亚戈被吓到了，因为站在他面前的人真的就像一具骷髅。薄薄的皮肤紧贴着骨头，骨骼的轮廓分外明显。脸上没有肉，虽然双眼在动，略有些生气，但眼球分外突出。枯瘦的双手像猛禽的爪子。嘴唇好像要被吞进去，露出一口死人一样的黄牙，嵌在牙床上。

迪亚戈躲到妈妈的裙摆后，玛莉亚面对着这个陌生人。这个突然出现的人，正是她的丈夫！

三个人回到屋里，聊了起来。四年前，何塞到底遇到了什么事情，一时间也说不清楚。玛莉亚只大概明白，丈夫在法国边境的佛朗哥集中营待了几年。很明显，他不愿多提，只是简单地说那里十分可怕。屋里寂静了很久。何塞曾是那么盼望冲向玛莉亚，冲向迪亚戈，把他们抱住，紧紧地抱在怀里。他从未停止过对他们的思念。可现在从妻儿的眼里，他明白，他们以为何塞已经死了，在他们的生活里，何塞已经被去除，不复存在。难以相信！玛莉亚看他都不再是妻子的眼神了。没有拥抱，也不热情。而她身边那个已经四岁的小男孩，更是觉得爸爸是何等的陌生。在他挚爱的妻儿眼中，他竟是个不速之客，这个家也不再属于他。

何塞瘦得没有人形，看起来十分可怕。他的体重只剩三十八公斤。这家里哪像多了一个活人，玛莉亚心里乱糟糟的，神情冷漠。尽管她知道该怎么做，可对何塞还是只能像招待路人一样。她放下桌子，准备吃饭。

　　三个人围坐在桌旁，勉强会聊上几句。每个人都得面对新的情形。迪亚戈心里不停地在想："我的爸爸不会就是这个样子吧？这不是我爸爸。为什么妈妈那么在意他？为什么妈妈不把他赶走？这个男人在这儿什么都做不了。为什么妈妈还要给他吃喝？要是我能帮妈妈赶走他……"桌子下，他抬起腿，踢了几脚。一股浑劲上来，他离开桌子，跑向门口。玛莉亚立刻追了上去，抓住他，对他说："迪亚戈，爸爸回来了，你明白吗？在那儿的是爸爸。来吧，一切都会好起来。"

　　何塞试着找些工作，但没有成功。战争的阴霾依然笼罩着欧洲，整个世界都还处在恐怖的漩涡中。每个人都在尽着自己最大的努力。何塞会到园子里帮忙，去地里种上可以种的所有作物。白天，他的劳作，都被孩子看在眼里。孩子慢慢发现，妈妈和这个男人又像夫妻一样，逐渐恢复了曾经的日子。但他也能感到妈妈和这个男人之间依然存在着一道鸿沟。从前，他们的日子艰难，但幸福美好。每一次遇到困难和障碍，他和妈妈共同努力，情况都能好转，母子关系也因此更加亲密。可现在一切都变了。在爸爸面前，迪亚戈不得不退让出来，因为是爸爸和妈妈睡在同一个房间。

玛莉亚也觉得更喜欢以前的生活。儿子虽然年龄还小，但作为家里的男人，已经完全能够发挥他的作用。这个小男子汉为她做的一切都会让她感动。看到小家伙这么棒，她真的很欣慰。可是自打丈夫回来以后，儿子带给她的这种劲头和心气儿好像就没有了。

她也明白，丈夫为不能融入她和儿子当中同样感到苦恼。为什么他们的关系不能像以前一样融洽？现在她和丈夫间只是一种由于责任而强加的关系。丈夫想尽各种各样的办法来讨好儿子，可最终只会撞上南墙。看着两个都爱着自己的人这样，玛莉亚感到心碎。夹在他们中间，她无所适从。

在我的诊所里，巴尔加斯先生问我："您能理解吗？从一见到父亲起，我就恨他。这听起来很可怕，可我就是打心里恨他！每天，他都会从我这里分走妈妈。可是妈妈……妈妈给我的感觉是我和她的感情才更为深厚，关系更为亲密，不可分割。我就是恨这个男人在我和妈妈间插了一杠子。"

我说："可能您的母亲并不知道，应该有意识地强调家庭成员间的角色差异……"

"应该这样。"巴尔加斯先生说，"可很明显，当时她心里最重要的位置只留给我，我是她的唯一。如果她清楚明了地表现出对父亲更多的爱，可能我也不会那样吧。您知道，我曾经痛恨父亲。现在，我感到自己罪大恶极。可当时我总在排斥他。没有亲密的行为，没有和善的话语，我还粗暴地赶他走。我这么做，就好像对我来说他什么都不是，或者只是一个由我们提供食宿的陌生路人。我对他像对一只狗。"

几年后，这家人搬到邻国。经济状况稍微好转。迪亚戈九岁了，与父亲的关系依然很差。

一个周六的上午，父亲让儿子跟他来到略显狭小的客厅。对于这个男人，迪亚戈依然感到陌生。不过今天父亲拿了一个大物件，好像一下占满了整个客厅。物件外面有层保护套，看得出时间的痕迹。迪亚戈从来没有见过这个东西，高得像是有个孪生兄弟站到了身旁。从哪儿找出来的？曾藏在哪个柜子里了吗？

"迪亚戈，这是给你的。"父亲说。

孩子走过去，揭掉神秘物件上的布套，惊讶得说不出话来，他从没见过这么漂亮的东西。

父亲告诉他："这是我的大提琴，现在是你的了，我送给你。这件乐器在你出生前可带给我不少的乐趣。我以前拉琴……你知道吧……我曾是个……"

迪亚戈并没有听，只是出神地看着乐器。

"你知道吗？"父亲继续说，"对我而言，可不只是爱好那么简单，我也算得上是一个不错的提琴手吧，经验丰富。哪怕人生没允许我干这行，你应该还不知道那时的情形……这琴很好，我特别高兴你能接受。要是你也能感受到我年轻时拉琴的快乐，我真就是最幸福的爸爸了。你懂吗，小家伙？"

迪亚戈对这件精美的乐器充满了崇敬。琴身的木板在客厅幽暗的光线中泛着美丽的光泽，琴的造型看起来庄严华丽，高贵典雅。父亲双手持琴，一只手围绕琴颈，另一只手拿着的弧形木棍好像一张弓。迪亚戈被迷住了，他向前迈了一步，抬起双臂，好像要去抓住这件乐器。不管多大，都要把它抱住。

可是，他又退了回来。因为他觉得，父亲是想用礼物来继续接近他。他讨厌被驯服。他瞥了父亲一眼，父亲从这目光中感觉到孩子的怀疑，心中不免有些失落。

但迪亚戈又走上前，一只手放到琴上，接着是另外一只。好的，行了！父亲松开手，把琴完全交给他。大提琴属于他了。

"谢谢。"孩子说。

刹那间，何塞觉得一缕阳光照进心房，那是期许了很久的第一缕阳光。要是迪亚戈再加上"爸爸"这个称呼，他会欣喜若狂的。

现在，用这把大提琴，迪亚戈应该开始学习演奏了。可是家里确实不太富裕，但该做的事必须得做，何塞决定自己给儿子上课。

迪亚戈对这件乐器充满好奇心，自然想学习，于是一拍即合。大提琴吸引他的，不只是能拉出什么音来，但到底是什么魅力，他也说不清楚。他想探究一下这个漂亮木匣子里藏着的秘密。这件乐器里关着什么？他能不能找到些什么？其实，到现在迪亚戈都没想到它能演奏。因为在他幼小的生命中，几乎就没有听过什么乐曲。家里没有留声机，平时生活中也没有音乐。

迪亚戈非常开心地上完第一堂课，这位上了点儿年纪的老师真是个神奇的家伙！他走在街上，回忆起过去的每一个时刻，他对乐器开始熟悉起来。他朦胧地感觉到，自己的生活正在改变，即将开启一个新的阶段，今天上午就是个转折点。他觉得，大提琴不仅是一件奇妙的乐器，音色美得难以想象。更重要的是，音乐带给他一个全新的世界，一种他无法想象的美丽。音乐在推动着他，在改变着他的一生。

这位上了点儿年纪的老师也在想："嗯，这小孩命里注定做音乐，他会展现出他的才华，或者是天赋。"

接下来的几周，迪亚戈每周四都会去上课。有时，当他走向父亲住处，便会萌生一些想法，让他有些困惑：为什么是父亲带给他如此美好的感受？哪怕在演奏的时候，这些想法都会萦绕、叠加在脑海中，时而是父亲的形象，时而是充满音乐的生活。这时，他会感受到一种无法忍受的压力，但没有办法避免。难道大提琴是有毒的礼物？迪亚戈隐隐觉得掉入了陷阱当中。确实，他萌生了对音乐深深的热爱，但这件乐器的琴柄是父亲的手以前握过的，父亲喜欢这件乐器，他把手放到乐器上就好像把手放到妈妈身上。而现在，迪亚戈却要抱着这件乐器。想到这些，他有些恐惧。从大提琴中感受到的快乐怎么可能来自父亲？

父亲却觉得从来都没有这么开心过，看到儿子喜爱大提琴真是件幸福的事情！不过，有时不高兴了，他也会说些不好听的话。但他还从没表达过："迪亚戈，我很高兴你能像我一样喜欢演奏这件乐器。这真的很好，特别好！"

迪亚戈不再说什么话。哪怕这件乐器敦促着他，他内心的一切都在拒绝认同这个男人。他希望这把大提琴只属于自己，但不要让他想起父亲。

迪亚戈在长大，关于未来，很多问题困扰着他，他常常会思考：父亲用这个礼物是不是限制了他自己选择的权利？他会不会永远无法做自己？难道他不能走父亲曾想走的路吗？

但有些事实无法否认，这个年轻人也无法掩藏：在他的内心深处，准备把一生都交给大提琴的演奏事业。而之后，无论是比赛中展露的精湛技艺，还是他在音乐学院里的成功，都表明他注定会成为一名职业音乐家。

但他也会想：人这一生冥冥中自有安排，父亲就算想替我决定，但逆天改命也是徒劳。音乐不是欺骗了我，是征服了我。

迪亚戈快二十六岁时，父亲过早地去世了，年仅四十六岁。这些年，父子间的关系从没有改善过，他们之间总感觉距离遥远。对于迪亚戈来说，初见那一幕总像发生在昨天，那个骷髅一样的人出现在家门前。

几周过去了，巴尔加斯先生的治疗一直继续着。但并不是他要求的心理治疗，而是最简单的手部理疗。感觉到我会专注地倾听，也可能是谈话过程中，他注意到我对他的讲述和解释表现出极大的兴趣，他主动给我讲了他近期做的一些梦。

他说："几天前，我们进行手部锻炼期间，我接连做了两个梦。我觉得这肯定与我跟您讲的童年有关，与我们的父子关系有关。"

"告诉我吧。"我说。

"嗯，第一个梦就反映了我给您讲过的情况，也许是因为我们聊到这些事情。那天，父亲、母亲和我都在家里的小厨房，大概就是父亲刚从集中营回来后。母亲忙着做饭，我从父亲的眼神里发现他试图走到母亲身边，他表现得非常体贴。但对于我来说，这是无法接受的，我坚信我才是母亲的守护人，我要保护她。突然，父亲接近了母亲……然后……我醒了！我已经是极度愤怒的状态。事情都过去六十五年了，您能明白吗？这种愤怒依然在我内心深处，我从来都没能解决好这些问题……"

巴尔加斯先生有些激动，他停了一会儿，继续说："之后的晚上，我做了另外一个梦。这次发生在我长大的时候，我在服兵役，然后我不得不为士兵和军官们演奏大提琴，而且是维瓦尔第！我厌恶与军队相关的一切，我怎么演奏？怎么演奏维瓦尔第？绝不可能，我做不到！我僵在那儿，就好像音乐会时一样，我就是音乐会后来找您的。那些士兵就像层层排列的洋葱肉，彰显着某种威严，但我不会屈服。"

"就像您的父亲那样，某种男性的威严？"我问他。

"是的。不过，我的梦还没有结束，您能想象吗？他们为了惩罚我，就把我扔到牢里，就那么随意地、不讲道理地关了起来。我在牢里待了几周，没人给我饭吃，我饿得要死，瘦得……瘦得……"

"瘦得跟骷髅一样？"

"对，差点就那样了。但这些曾真实地发生在我父亲身上，就是他在集中营的那些年。这个梦里，我就像置身于父亲的位置，完全成为他。这对于我其实是绝对不可能的！"

之后的一周，巴尔加斯先生一走进我的诊所便说："医生，上次之后，我又做了第三个梦，更加奇特，超出想象。我得给您说说。"

"您说。"我握着他的手，他坐到了我对面。

"我和一些陌生人还有母亲在一个大房间里，光线透过三面大窗户照了进来。外面，有些大大的眼睛通过窗子看着我们，盯着我们，非常可怕，恐惧笼罩在我的心头。这些眼睛折射出世间所有的邪恶和冷酷，毫无善意。我知道他们要闯进房间，攻击我，杀死我……我、母亲还有其他人都趴在地上，我们和这些恐怖的眼睛之间只隔着单薄的玻璃窗。我蜷缩在妈妈怀里，感觉到她的体温。我觉得自己又成了孩子，一个依靠母亲保护的小孩子。"

"后来，这些眼睛进入房间，好像窗户从未存在过。当所有这些眼睛都到房间里时，我在一个角落里紧紧地贴着母亲，被母亲保护着。我突然发现一个不同寻常的现象：毫无征兆地，这些眼睛逐渐变形……它们失去了硬度和恶意，它们软化了，变得越来越温柔可爱，最后逐渐融合在一起。然后……然后我认出这种眼神……是父亲的！是父亲看我和母亲的眼神。不但毫无恶意，而且充满了甜蜜、仁慈和爱意……"

"那一刻，父亲在我面前出现，我看到他的脸，看到他高大的身躯，充满着风度。他把我们从躲避的角落里扶起来，说道：'迪亚戈，来我怀里。自从回家后，我就一直在等你。'我感觉到一种无法描述的幸福。然后，我和母亲都被他拥抱在怀里，有一种男人的温暖，而我正来自这个男人。"

此时，我面前的巴尔加斯先生已是泪流满面。

"您理解吧？"他继续对我说，"在这个梦里，我终于明白了真实情况。这次我没有再以孩子气的眼光来看待这一切，没有！我看到了父亲真实的样子，他一直以来的样子，以前我却总是视而不见。他是个善良的人。在妻子眼里，他比不上儿子。尽管这个家曾经是他的，但他的归来却让这个家处于窘境，他很难在家里找到合适的位置，但他并没有想着强加自己的存在感，而是采取隐忍的方式，为了我们，为了他的儿子和妻子，默默做着一切。他甚至都没让我们觉察到他在家里受到了排斥，遭受着我的痛恨、母亲的疏远。他表现出无与伦比的风度和宽容。这是个美好的梦，对不对?"

"非常美好!"

巴尔加斯先生用手背擦了擦眼泪。

"您知道吗? 今天我真想把这个梦讲给父亲听，消除由于我而引起的所有误解，告诉他我有多爱他，告诉他我深深地理解了他对我的爱。"

和往常一样，大厅里的人多得快装不下了。音乐家们刚准备入场，就明显感受到观众激动的心情。今晚演奏维瓦尔第，大提琴手是迪亚戈·巴尔加斯先生。音乐在大厅里缓缓响起，各个乐章推进、衔接，完美利落。无论是音乐还是观众的眼中都充满了美好的感觉。

接下来，巴尔加斯先生准备进行那段著名的独奏，这是听众和乐队成员都非常喜欢的片段。他的手指在琴颈上移动，弓弦和谐。

可是突然间，巴尔加斯先生的左手贯穿了一种奇怪的感觉。手指在琴颈上移动时，一股暖流温暖着他的每一根手指，这是一种美好的感觉。巴尔加斯先生突然意识到，借助对维瓦尔第完美地演奏，大提琴发散出的每一个音符都带着他迅速走近了父亲，建立起他和父亲的联系。他手中的大提琴已经不仅仅是自己的乐器，而是父子心灵相通的纽带。他怀着愉悦的心情演奏，感染着每一位听众，每一位乐手，带给了他们最美好的感觉。音乐会结束，先是短暂的沉默，继而是雷鸣般的掌声。

再次见面时，巴尔加斯先生爽朗地对我说："医生，您还记得上次见面时，我特别遗憾无法对父亲说出所有想说的话吧？昨晚，奇迹发生了，我向他诉说了一切。"

合适的音调

尽管特别紧张，小女孩还是在客厅一角的钢琴上继续演奏，旋律明亮，激情迸发。最后一记延长以 C 大调和弦结束。掌声立刻响起，小女孩瞅了一眼妈妈，高兴地发现，因为她的表现，妈妈是那么骄傲，妈妈的朋友们都在欢呼"太棒了，太棒了"。妈妈经常会和这些上流社会的女士们聚在一起喝茶，她们喝彩也许不是因为小女孩演奏得特别好，而是这个年龄段的孩子学学钢琴是受过良好教育的表现。妈妈邀她们来喝茶，关注的要点不一定是孩子的才华，而是希望在她们感动和宽容的目光中进行一次展示，就如同自己请出了剧团的当家花旦。可是，只有十岁的女儿西蒙娜能明白这些吗？

　　妈妈的朋友们一边道谢一边告辞离开，小女孩很高兴能够让妈妈和客人们都满意。自己在客厅漂亮的老地板上唱着，跳着，玩得很欢。突然，客厅的门打开，帅气严肃的爸爸出现在门口。他工作了一整天，刚刚下班回家。

"西蒙娜!"他喊道，"你在干什么？傻乎乎地唱什么呢？不许这样转来转去!"他瞪着女孩，女孩停下来，呆在那里。他又说道："就是这样，学会控制自己。西蒙娜，在生活中也要保持克制。"

西蒙娜很是低落。她喜欢跳舞唱歌，喜欢玩耍大笑。她只有享受自己的快乐时，才会特别高兴。可爸爸怎么就觉得这样很傻？她不是已经尽力弹了钢琴，让妈妈和客人们十分满意了吗？爸爸太不讲道理!

她跑回自己的房间，趴在床上哭了起来。她想大喊：爸爸不想我开心，妈妈也不想! 可是，她似乎感觉到爸爸的目光更加沉重，穿墙而入瞪着她。一种负罪的愧疚感在心中油然而生："对不起，爸爸，我不会再这样了，我那样做确实很傻。"她不再哭泣，擦了擦泪。到晚饭时间了，她恢复了乖乖的样子过去吃饭。

六十多年后，一位身材瘦小的女士走进我的诊所。她让人觉得很亲切，当然这也是因为十年前我就认识她。那时她和我咨询关节的问题。我清楚地记得，她很拘谨，可能是和我，也可能是和所有她接触到的人。她不停地微笑，掩饰着自己的笨拙，让人感觉她一直在道歉。我们好像聊了很多问题：她的身体怎么治疗？怎么脱下外套？哪里可以放伞？她知道自己看起来笨拙，很不自然，但她善于自嘲，用幽默化解着尴尬。

现在，这位瘦小的女士又出现在我面前，她有些羞涩和奇特，但招人喜欢。我觉得我和她之间的关系，温暖又充满乐趣。

她和我说，又来找我不是因为身体上的问题，就是想说说话。如果可能，我可以给她些建议。她清楚地记得我们曾经交流过的内容。她很信任我，所以又来咨询我。她知道我不仅是一名理疗医师，而且也接受过荣格分析师的培训。所以我在治疗上是把人作为一个整体，从生理、心理和精神层面来考虑问题。灵魂和身体同等重要，怎么可能把它们分离？

"我无法给自己一个定位。"这位瘦小的女士说，"时不时地和您聊聊，可能会让我更清楚些。"

像十年前一样，我注意到她有些不自在，坐在扶手椅上，似乎遇到了问题。

"纵观我的人生历程，"她继续和我说，"无论如何，我就从没有过自己的位置。我怎么就会从来都没有呢？"她喜欢用这种自我解嘲的反问来说话。

她从来都没有过自己的位置？她需要什么？进行治疗？恐怕不是，她的内心对于这样的做法抱有怀疑的态度。

"太晚了，我都七十二了，您能理解吧，我已经是个老太太了，还能希望些什么？"

但我觉得她心中的希望还在，正是这种希望让她来见我。但也能明显感觉到她很悲观，所以我立刻想让她明白，希望是永远不该放弃的。

"您觉得真有必要吗？"她又问道。

"当然有必要。"我告诉她，"不管什么样的年龄，我们都该让自己过得好一点。"

这并不是我随意说的一句话，我们今天已经不会像弗洛伊德那个年代，觉得精神分析的治疗方法只有在相对年轻的人身上才容易产生效果。随着神经生物学的发展，精神分析治疗师接收老年病人的案例并不少见。而神经生物学正是注重人类大脑的可塑性，当然包括老年人的大脑。我们进行内省，思考自己的过去，永远不会太晚；我们也应解悟自己的人生，为生活带来新的光明。

我们断断续续地进行交流。对她的过去，我几乎一无所知，她一点一点地向我讲述着。

她年轻时，嫁给了一个长她十岁的男人，并且一直生活在一起。男人才智过人，对她很好，但也会有那么一点高傲。

她和我说："在他眼里，我就是一个不须负责任的小女孩，不要指望我怎么样。这是我的感觉，很可能有些主观，毕竟他对我一直十分尊重。但他会让我想起爸爸，他和我爸爸相处得很好，他们两个经常促膝长谈。他们有着相同的出身，都来自上流社会，他们身上都有着我特别钦佩的品质。但是，我感觉他们都极其缺乏随性，这种随性会给生活增添一份乐趣，会让我率真自然，高兴快乐。所以我就一直感觉和他格格不入，跟我爸爸也是一样的。"

"那妈妈呢？"我问西蒙娜。

"妈妈不太一样。尽管也很严格，但回想起来她还是保护我的。小时候，我和兄弟姐妹相处得并不好，他们总欺负我，待我很差，妈妈对此会非常不满。我特别感谢妈妈能护着我，但我也得承认我确实达不到他们的要求，我是个天性洒脱的人。妈妈一方面努力保护着我，另一方面也试着让我融入家庭的大氛围中，不要总站在对立面，哪怕我的性格实在不同。我和爸爸接触很少，但我很崇拜他，我不想让他失望。他一回到家，大部分时间都会在楼上书房度过，他常常专心于工作，所以整个家庭的气氛就一直很严肃。我感觉我一直被压抑着去上舞蹈课，去玩，去画画。反正这个家就是特别压抑、严肃。毕业后我从事珠宝首饰制作，也许这份工作最能兼顾我艺术家的本质与严肃认真的精神。"

我看着她，表示赞同。我们的交流更像是她内省的过程，而不仅仅是对话或是我给她某些建议。我很高兴能以这样的方式进行。

"那您就在这个行业开始工作了？"

"是的。"她回答我，"但我没干多久，我丈夫算是商务领域的精英，由于他的工作，我们去了国外。可那里立刻就让我觉得很不舒服，这个国家到处都折射出我童年的那种压抑和刻板。搬到那里，真的就好像进了狼窝。"

西蒙娜停了一会儿，好像在回想着什么。

"要是那时我怀孕了就好了，我特别想要一个孩子，这也许可以改变一切。但我没能如愿。最后，我实在受不了那里，我丈夫非常理解，所以我们商量好，他留在当地继续工作，我回去住法国的大房子，他每周末来看我。当然，我对回国也有一些担忧，我自己能行吗？我可以自己生活下去？我能解决财务和各种实际问题？不过，一切还算顺利。"

"还算？"

"因为……还有其他事情。我丈夫每周五回来，我都要举办一次聚会。我特别高兴，会尽全力来过好周末。每到周五，我都会打扮漂亮，然后期待着我们的重逢，期待这个连接着一周又一周的时刻，期待我们的交流或是生活片段的分享。可是……"

"可是怎么样？"

"可是每个周末我都极其失望。倒不是丈夫对我不好，他很好。不过，我总觉得他有点敷衍我，好像我还是个小女孩，说的话大家随便听听就行。我的话毫无意义，就是絮絮叨叨，没法和他的思想高度匹配。和他在一起的周末，完全没有我渴望的那种温暖，没有情感和内心的交流。每当他走后，想到两人这种糟糕的关系，我真觉得特别难受，特别伤心。"

很明显，西蒙娜想逃避这种婚姻关系。这种情形，她小时候在家里就曾面对过，那种压抑和刻板让人恐惧。

她沉默了，回忆让她紧张不安，我那个充满幽默感的西蒙娜不见了。

"您让我想起了伤心的马戏团小丑。"我对她说，"小丑想去跳舞，可却没有办法跑起来，飞起来。"

"对，就是这样。"她使劲地笑了笑，"我就是个伤心的马戏团小丑，给大家带来欢笑，自己心里在哭。小丑的角色真的很适合我，我一直想去演，可以去上点课，再进家演出公司。像我这年纪，这么做就很搞笑吧，我一上台大家就得笑，一个七十二岁的老太太开始表演了！不久前，我真这么做过。有个剧场，我们可以进行即兴表演。我一上台，大家都笑了。"

"如果您能让大家笑起来，那剧院的舞台会不会就是您合适的位置呢？"

"我都不知道该用哪只脚跳舞了！又怎么能让大家笑？是因为我的年龄吧，还是我真的很可笑？刚听到笑声那会儿，我有点自豪。可很快，我就觉得这确实太滑稽了。我不觉得这种笑声是真正的笑声。"

"不是真正的笑声？"

"我做的那些根本没有意义，让他们笑的是我愚蠢的样子。"

我很惊讶西蒙娜会这么想，她对自己的贬低让我心里有些难受。我试着去劝她，但没什么用。

"我就是个呆头鹅。"她说，"我这脑子真的是转眼就忘，家庭聚会时连亲戚的名字都记不住，刚跟我说过的我就能给忘了。我就是笨。"

"这根本不是智力问题。"我告诉她，"很多研究都表明，人在紧张的情况下会失去本有的能力。"

她认真地听我说着。

"您真得明白。"我继续说，"您这样感性的人，在这样一个以智力来衡量人的社会中肯定会感到不适，但您很正常。在让人拘谨的家庭聚会上，您忘掉些什么，不必过分在意。认识您有段时间了，所以我保证，您要是真觉得自己很笨，那您就错了。"

我觉得西蒙娜身上明显有些特质，比如宽厚，比如直觉敏锐，她拥有着艺术家的气质。她的细腻和深度都是我非常喜欢的，我把这些都告诉了她。

我可能开始成功了，从那以后，西蒙娜显得越来越开心。来见我时她会很高兴，给我讲着最近发生的一切。尽管她的外在还没有明显的变化，但是内心已经有了转变。

我们后来又谈起"伤心小丑"的事。她回忆起在学校时自己是个不老实的孩子，喜欢在全班同学面前搞笑，也常常把大家逗笑。她觉得这是自己的重要才能，是和别的同学不一样的地方。不过，其他方面，比如成绩，她没能超过平均分。但那时的她是一个充满着生活气息的女孩，快乐而幽默，善于和同学相处。到底发生了什么，让她变成了现在我面前这个自卑的人？

"在班上，我可以逗得所有人大笑，我做个可爱的小丑就行，这很简单。可在家里完全不是一码事，没用，我谁都逗不笑。"

我突然明白，西蒙娜喜欢的是让别人笑，但她慢慢忘记自己是一个充满幽默感的人，是她的幽默给别人带来了快乐。她潜意识里默认了家人的看法，觉得如果自己的一言一行让人发笑，只能说明她是个小丑，一个滑稽的小丑。

于是，我和她讲："您常有的幽默，应该就是缓解痛苦的方法吧？每次感到难过，您就会开个玩笑来进行回避。您用微笑拉开与痛苦的距离，在大家甚至自己的面前掩饰着内心的伤痛。"

西蒙娜觉得是我说的这样。她用微笑克制着眼泪，从不会去哭，总是表现得过于隐忍和善良。难道这种善良不正像微笑一样，是另外一种面具？她压制了自己应有的愤怒，但在矛盾的心情下，强颜欢笑真的可以持续下去吗？

就像我说的那样，她的行为就体现着这种内心矛盾：有时她是一位规规矩矩的淑女，长裙手包，妆容完美，端坐在我面前；有时，她站起来，瞬间化身为一个演员，对着假想的观众做着夸张的动作。此时的她就好像摆脱了枷锁的束缚，在表演中尽情释放，表演使她在那一刻做回了自己。

"真想让您知道。"她和我说，"到您这儿来，我并不想穿成您见到的那样，我更想让您看到一套戏剧化的演出服，丰富多彩，与众不同。我还特别想穿一套荧光长裙，就这么突然出现在您这里。"

她笑了，由于这个想法，笑得很开心。

"这才符合我的真实心态！"

她告诉我，我是她第一个可以信任的人，以前她没和任何人讲过她的事，她对这些事有种负罪感。但和我聊天，她有种安全感，可以敞开心扉，分享内心的秘密。

"说到秘密，"她和我说，"我还要和您说件事，这确实是我人生的秘密。"

她给我讲了这件事：

二十五年前，她快五十岁时，表哥在家庭聚会结束后捎她回家。这种聚会是她最怕的事情，汽车在夜幕中行驶，她叹了口气说："唉，这些家庭聚会，我真心不行。你感觉怎么样？我是筋疲力尽了，我就不可能觉得舒服，我觉得自己像个白痴，不知道和兄弟姐妹们要怎么接触，不知道该说些什么，更没什么共同语言。"

表哥一边开车，一边看了她一眼，轻轻地说道："西蒙娜，你希望怎么样？我能理解你说的这种不容易。想想过去的事，怎么可能容易？"

"你想说什么？"西蒙娜问，"我没明白。"

表哥意识到他说走了嘴，他原以为西蒙娜知道一切，但突然发现她并不知情，她对自己的身世还一无所知。

"你真的不知道？"表哥说，"就没人和你说过？你和你父亲还有这个家里的人不一样，是因为他就不是你的亲生父亲！你是你母亲和其他人生的，所以你觉得和这家人不一样很正常。"

表哥觉得这件事可以直截了当地告诉一个快五十岁的人，尽管她自己还一无所知，甚至连传闻都没听说过。表哥为她揭开了这个尽人皆知的"秘密"，整个家族的人，叔叔、姑姑、表哥都知道，却从没有人和她说过的秘密。

太震惊了，一系列的想法闪现在她的脑海里：父母之间到底发生了什么？她是在一段婚外关系后出生的？更令她惊讶的是，从表哥那里得知的生身父亲的名字，竟然是那个时代的名人。一位非常有活力的演员，喜欢女人，喜欢约会，喜欢剧院，喜欢出风头，喜欢用他的演讲燃起人们的热情。总之，一个热爱生活的男人。当西蒙娜突然间明白了她的父亲是谁时，心里不禁有些自豪。她觉得自己不再那么傻了，也绝对不是呆头鹅。她那些孩子似的想法，她的随性，她一直被压抑的奔放……她都能理解了。这些她试着纠正的行为是不是来自她的生父？一般情况下，一个人突然得知身世都会觉得不知所措。可她却没有任何的羞愧不安，没有觉得难以接受、尴尬窘迫。一种奇特的满足感在她的内心油然而生，就好像经过很多年，所有事情都最终被理顺。

接下来，她想到了妈妈："妈妈会不会因为欺骗了爸爸而感到愧疚？妈妈应该是说出了真相。"她明白了妈妈那时的处境，"妈妈也需要拥有生活啊，可是又能怎样？爸爸哪一个晚上不是在楼上的书房度过的？妈妈所做的，换成我也会这么去做：从沉重的枷锁中解脱出来，和一个懂得生活的男人走到一起，任由自己去感受他的魅力。也许妈妈爱上了这个男人，拥有过美好的经历，我真为她高兴！"

突然，西蒙娜也明白了，以前同母异父的兄弟姐妹们欺负她时，妈妈为什么总是护着她。

那晚之后，西蒙娜一直试着去了解这些事情，但常常碰壁，收获甚少。妈妈作为长辈，大家已经不会再提及这些往事，更愿意把这些事情永远隐藏。难道养父从来都不知道事情的真相？西蒙娜没法知道。会不会他也是那个被大家隐瞒的人？以他的智商应该不会被蒙在鼓里吧，除非他自己愿意睁一只眼闭一只眼来保全家族的荣誉。或者从来就没有人向他坦白过什么？西蒙娜没法知道，养父已经过世很多年了。

西蒙娜又来见我时，给我讲了最近做的一个梦：

我在一家温泉酒店，当时我正要离开。我的车是辆洁白无瑕的保时捷，当然，不是真的保时捷。但外观似乎就是那些装备，因为车会代表我们所处的社会阶层，我心里就想，这是给有钱人开的车，哪是给我开的？还有一点，真保时捷的车型看起来比较低，而我这辆是扁的，被压扁的那种。我就想，这车怎么开？不过，车还真能发动。我在路上开车时又来了一辆保时捷，完全是真保时捷的车型，但却逆行冲了过来，司机没看到我，撞到了我的车，我的车就摊煎饼似的被翻了个。我立刻爬了出来，很走运，我没受伤。那辆车也没问题，一切完好。车主朝我走来，看起来像个有钱人，有些高傲，符合开这种车的人的特点。他和我说："没事儿，事故不严重，我来承担所有费用。"

我很吃惊，大声说："绝对不行，我来付。"

"您从哪儿来的？"他用不屑的语气反问。

"一家很棒的酒店。"我对他说，"来吧，我们去那里，解决下费用的问题。"

我们走进酒店，大堂很吵，根本没法说话。我提出想换个地方，于是和他说："走吧，别浪费时间。"

西蒙娜停了下来。

"您的梦结束了？"

"对。"

"您怎么看？"

"是不是可以这样理解：扁扁的保时捷就是我眼中的自己。就像有的人具备潜在的才能，但在别人或是自己眼里却觉得深度不够。所以就会压抑着自己的个性，任由别人去指手画脚。不过，这些指手画脚的人徒有其表，他们并没有更加丰富的内涵，只是用外表掩饰着自身的空虚。在这个梦中，积极的一面是，梦中的我这一次没有得过且过，而是行动起来，我置身其中，承担起责任。那个温泉酒店可能来自我对疗养院的遥远记忆，我曾经因为肺病在疗养院住过一段时间，在那里，我就像只可怜的小动物。出现在梦中的保时捷是白色的，可以有多种解释：白色意味着开始，或重新开始。白色意味着面对未来，洁白如新。总之，白色彻底抹去了过去，这是新生的颜色，意味着变化和转变。"

"是的。"我鼓励她继续说，我觉得，西蒙娜这个梦清晰展现了发生在她身上的变化，她的分析积极推动着她塑造全新的自我。

我继续听她的解读："某种程度上，这个梦表明我对自己越来越有信心。我不是一个平庸的家伙，我已经完全准备好重塑自己，我会变得更加充实，更加丰富。出现这种转变，是不是因为最近我跟您讲出了身世的秘密，说了生身父亲的事情？没有这个秘密我会不会做这个梦？梦里，好像有一些人挡在我的路上，试图对我的表现指手画脚，我已经不会再被他们妨碍了。"

她笑了，继续说道："真想不到我甘愿一生平庸，不敢超越他们为我设定的界限。我的妈妈和生父他们真是无所畏惧，我的出生不就是最有力和具体的证明吗？"

西蒙娜对梦境的解读让我特别开心，冰封了七十多年之后，情况总算有了变化，我期待着和她的下一次会面。

西蒙娜带着新的梦来了。这里要解释一下：所有的梦都充满各种潜在的可能，它们可以处于同一条线上，互相呼应，最终形成巨大的网络，逐渐理清。探究梦的过程就是在进行一次新的解读，是对自己不断地审视，是理解我们生活或行为的方法，无论这些行为是有意识的还是无意识的。后一个梦是前一个梦的延续，西蒙娜的心理修复，就是在这样的延续中进行的。

她和我说道："这次我也不太清楚在哪里，反正有好多人，是要举办一次慈善晚宴，所有人都被邀请到我姑妈的城堡里。选择那里让我很恼火，我和大家说已经准备好在我家举办晚宴，比起姑妈简陋的城堡，我家会更适合宴请，更有气氛。我笑着说，我们会举办一个'意面派对'，很有意思。大家听到'意面派对'这个词时都愣在那里，看起来非常不情愿。很明显，面对姑妈城堡里的丰盛晚宴，大家绝不会去参加我的'意面派对'。我跟他们说，这是你们的选择，既然这样的话，你们也就不再需要我了。说完，我就离开了。"

"这个梦里，您发现些什么？"我问她，"您觉得和上一个梦像吗？"

"像也不像。"她说，"可以明显地感觉到这个梦在上一个梦的基础上，有一点延续。上次见面后，我会有意识地进行反思。在梦中，我周围这些人其实就是我内心世界的折射。他们代表着我各种各样的情感活动，是我个性的外在表现，他们多种多样，包括我内心的紧张。邀请所有人来我家吃意面、办慈善晚会这个举动，我一反常态地与大家产生了意见分歧。但和上一个梦相比有很大的不同。上次，我试着给出理由说服开车人。这次'意面派对'，我不会再浪费时间，没有必要！我明白有些人是无法说服的，没必要和他们辩解。所以，我离开了。也就是说，我已经很少要去再改变什么，而是遵从内心，做真实的自己，不要再成为以前的那个我。"

西蒙娜这次既让我特别开心，也很令我惊讶，她完美地向前跨越了一步。可能是很小的一步，但也可能意义重大，无论如何，她实现了这一步的跨越。她明白了，我们没有必要不惜任何代价地把自己的想法强加给别人。而且这样做，不但没有意义，还会适得其反。有时最好的方式就是停下来，离开，因为我们还有自己的生活。

又过了一段时间，西蒙娜遇到了一件大事，她有些焦虑，再次来到我的诊所。

"我们家要为妈妈的生日举办一次盛大的宴会，这算是家族的大事，所有亲朋好友都会到场。不但会有晚宴，还有演出。"

说到这儿，她一副忧心忡忡的样子："有个表哥非要我也参加表演，这怎么可能？我不行啊！还要背台词，我恐怕一上台就得都忘光。这可怎么办啊！"

她停下来看看我是不是理解这对她就像是一场灾难。她是个心宽的人，所以她并不是怕演砸了让自己出丑，而是怕让大家失望。

"我真的会毁了演出，毁了整个宴会。"她叨念着，"可表哥非得坚持，他跟我说，西蒙娜来吧，你肯定可以做些什么的。这次生日宴会非比寻常，你得做点什么。哪怕就演个小品，不算到节目单里都行。拜托啦，西蒙娜，你喜欢什么就演什么，只要演就好。"

这让西蒙娜无法拒绝，她只能低声答应下来。

生日那天来了一百五十多位客人。开胃酒后就是盛宴，场面热烈。演出时刻到了，所有人都坐好等待观看。这场演出完全由业余演员担纲，大家都进行了精心的准备，记牢了每一句台词。最后，演出十分完美，大获成功，精心设计的演出满足了所有人的期待。谢幕时，演员们收到了热情的掌声。

该西蒙娜登场表演了，几乎每个人脸上都流露出惊讶和惊喜的表情，不过只有为数不多的几个人知道她要表演的是喜剧小品。

西蒙娜并没有怎么准备，她环顾整个大厅，一百五十多位宾客的目光都落在她的身上。她深吸一口气，拿出最好的状态，开始了即兴表演！现场最能激发她的表演能力，从小时候起就是这样。她跟着现场的感觉，一切对她来说驾轻就熟。突然间，西蒙娜成为自己，一个真正的西蒙娜正站在人们的面前表演。

整个大厅充满了惊讶的表情，人们还从来没有见过如此精湛的演技，如此幽默新颖的表演。凭借语言设计和舞台掌控，西蒙娜一点一点地推进着她的表演。她的表演诙谐精彩，给人一种前所未有的体验。

笑声此起彼伏，大家都为西蒙娜鼓掌，她高兴极了。突然间，她觉得做自己真好！

西蒙娜完全沉浸在她的演出中，她想到生父，那是一个魅力无穷的人，一个伟大的人，他可以带动观众。难道这一刻是他的灵魂降临在西蒙娜的身上，还是他的能力都遗传给了女儿？西蒙娜看到她可以引领观众，像她的爸爸一样成功地带动观众，把欢乐和笑声传递给每一个人，让整场演出达到高潮。她又想到了妈妈，她看见妈妈的目光中折射出幸福，好像女儿灵魂中的某一部分突然苏醒，释放着快乐、积极和幽默，它们曾被掩藏和遗忘，但在今天的舞台上全部迸发出来。

当观众们都要笑出眼泪时，西蒙娜看向妈妈的眼睛，在那几分钟里，母女间有一种心意相通的感觉，这种亲密的感觉从未有过，就像两个人之间的无声秘密。

西蒙娜继续表演着，她尽情地释放着自己，充满了欢乐和艺术的感染力。表演的成功令她陶醉，又让她不断超越自己。她觉得自己就是一个小丑，一个能够给观众带来快乐的小丑。想到这儿，她的心中无比自豪。小品结束，所有人都起立致以雷鸣般的掌声。她走下舞台，大家都向她表示祝贺，表示为她所倾倒。她俯身在妈妈的脸颊上留下一吻。

第二天，西蒙娜在脑海中回忆着整场晚会。如果她和妈妈只心有灵犀，那还不够，所以几天后她来见我，又给我讲了一些重要的事情。

她对我说："小时候，妈妈总是对我很严苛，也许是为了掩饰她的错误。"

西蒙娜说到"错误"两个字时像是给它们加了引号，因为她的发音充满着和善、宽容和温柔。她的妈妈真的有错吗？不是的，西蒙娜现在能更好地体会妈妈的难处。当年，妈妈把她当宠物狗一样展示，非要让她为喝下午茶的朋友们弹钢琴，她确实无法接受。

"这种情形下，您是被强迫演奏。那您喜欢音乐，喜欢钢琴吗？"我问她。

"当然，不过我再没弹过，再也没有。"

"那您还真可以弹弹，诊所里就有钢琴，您可以随便弹点什么。"

"不行，不行，不行！"她态度坚决，显得分外紧张。

她刚才说宠物狗，现在的她倒是让我想到努力保护自己的小动物，我要是再敢坚持，那就会被咬上一口。

我请她到琴凳上坐下，"请坐，您什么都不用弹。"

她照做了。几分钟后，我对她说："您现在想弹就弹，不想弹就不弹。不过您可以试着把一根手指放到琴键上，也许可以按出某个音。"

我让她做的，与技艺和演奏没有一点关系，纯粹是感受某个音响起的乐趣。

她有些激动，慢慢伸出手来，用食指按在一个键上，立刻听到一个音，但似乎全身都有感觉。她感觉到指尖细腻的触动，回声升腾震荡，穿透空间，充满整个诊室。然后这个声音远去，消失。她把手全部放到键盘上，弹出 C 大调的完整和弦：庄严、直率、响亮、华丽。

她犹豫了，停下来，转身看着我，对我说："不会吧，这肯定不是我。"

她把双手放在钢琴上，演奏出一个完美的 A 小调和弦。

微笑浮现在她的脸上，她说："好多啦，我想这就是我的人生，是我真实的生活状态。"

她的双眼闪着泪光，A 小调和弦不也正表达着这种淡淡的忧伤？她不禁失声痛哭，仿佛见到了分开许久的老朋友：另一种音乐。

生日宴会结束几个月后，妈妈过世了。在妈妈最后的几周里，西蒙娜试着从她那里了解往事真实的情况，不过妈妈守口如瓶，保持沉默。也许是感觉到女儿的期待，妈妈弥留之际低声告诉她："西蒙娜，要为你来到这个世界，为你性格中的光辉，感到开心、快乐。"

这句话，算是西蒙娜的一份礼物，也算是妈妈给自己的最后一份礼物。西蒙娜作为她和情人的爱情结晶，不正是会让她回想起那些和情人在一起的时光吗？

"这是我无法忍受的！"西蒙娜在我面前愤愤不满地说。

妈妈生下了西蒙娜，但同时意味着剥夺了她的人生。不过西蒙娜知道：无论是妈妈、爸爸、丈夫或是她本人，在形势、时代和环境中都只是一枚棋子。今天还能做些什么呢？人生的历程本就不能完全由着自己，我们还能改变什么呢？没有什么需要改变的，西蒙娜终于懂了，也接受了。

不过，有一件事情确实改变了，那就是她如何看待自己，如何看待自己的人生。

她后来告诉我：从那天起，她每次经过客厅都会弹一会儿钢琴。只是因为喜欢，也是为了告诉大家她不是笨蛋、白痴和平庸的家伙，不是从前的呆头鹅。她会接受和面对属于自己的生活。当然，会以全新的眼光和合适的音调去继续演奏生活的乐章。

莱昂纳与狮子

午后，莱昂纳提着吉他琴盒走过来，旁边的朱丽叶也拿着琴盒，里面装着非常精美的小提琴。他们刚刚在离音乐学院两步远的地方喝过咖啡，聊得很开心。在咖啡馆的小桌旁，他们兴高采烈地交流了各自对音乐的喜爱，小提琴或吉他对自己都意味着什么。遇到有共同爱好、共同语言的朋友真是件幸运的事，待会儿到朱丽叶那里，两人合奏，共同享受音乐的乐趣，又该多么幸福！今天，朱丽叶邀请莱昂纳到自己家，房子不大，在这座城市的高处，得沿着小路走上去。整座城市的道路高高低低，不过二十多岁的他们腿脚都不成问题，一路开开心心地边走边聊。莱昂纳情不自禁地看着朱丽叶，心里暗想：真是个优雅的女孩！朱丽叶不仅在此刻让人感受到无穷的魅力，而且整个学院都知道她的优秀。老师和同学们皆为她的才华所折服，赞叹她是精英中的精英。她拉起小提琴时，大家觉得她简直像是公主、女王。

一开始，莱昂纳觉得这样的女孩不容易接近，而事实上是非常不容易。到今天，他才有机会和她说上话。去她家？说实话，这是莱昂纳想都没敢想过的事情。一年前，他就注意到美丽窈窕的朱丽叶，但他只敢偷偷地看，哪怕特别喜欢也不敢靠近。就这样过了八个多月，他们一句话都没说过。

莱昂纳神采奕奕地和我讲着上面的场景，我特别为他开心。他与一年前来我诊所时的样子简直判若两人。我第一次见他时，真不知道该说些什么……

那天他见到我就一直不停地说："我要做专业吉他手，现在可麻烦了。我右手有点不对劲，弹琴特别疼。还有，这疼能一直沿着胳膊窜到脖子上。有时，整条胳膊都是麻的，感觉胳膊一直很迟钝。"

功能性肌张力障碍伴明显颈痛，我的初步诊断。

莱昂纳二十三岁，其貌不扬：含胸驼背，散乱的长头发用橡皮筋扎成马尾，给人感觉像是一个不修边幅的叛逆青年。亚麻衬衫围着皱皱巴巴的裤子系在腰间，一双大靴子可能很舒服，却让整个人看起来笨重呆滞，没有灵气。但我发现他为人很好，态度谦逊，完全不会让人反感。我想，他吊儿郎当的样子，并不是因为他过于自由散漫，而是他对自己着装风格定位的失误。

至于音乐方面是什么情况呢？莱昂纳真像他自己说的，是个优秀的吉他手吗，而且很专业？我不禁有些怀疑，太多的年轻人会把自己幻想成吉他手或是主唱。

"您弹什么类型的音乐？"我问他。

"我自己的。"他回答，"即兴创作。进音乐学院前，我什么都没学过，不识谱，不懂乐理。但我很早就开始跟弹，靠耳朵听碟、听广播。"

他的话我并不是特别相信。但提到自己才能的一瞬间，他的眼睛变得明亮起来，炯炯的目光很有意思，让人不禁对他产生好奇。

"我演奏的既不是爵士，也不是古典吉他。"他继续说，"我对所有音乐都持开放态度，以便获得灵感。我的音乐很综合，虽然有民谣、民族音乐的成分，但很独特。当然，即兴占大部分。"

他给我讲述了自己的音乐经历。八岁那年，一把原声吉他到了他手里，这件乐器立刻吸引住他，让他找到灵感。从那时起，他就在房间里不停地练习，有时一练就是好几个小时。后来，他给家人和朋友们演奏，大家都觉得尽管他完全靠自学，但弹得很棒。

周围的人喜欢听他弹琴，却没有注意到他学习音乐的独特方法——完全是靠直觉学习。只要他在广播中听到一首曲子，音乐立刻就能在他的指间响起。他不是复制，而是从中提取，最后完全转化成一首新的作品，在他自己的吉他上演奏。

父亲是商贸公司职员，母亲是家庭主妇。父母所信的教派，教律严格，观念死板。所以莱昂纳觉得他家的氛围很拘谨。不过，生长在这样的家庭也让莱昂纳具备了良好的品质。他深爱着父母，为人宽厚大方，懂得关心他人。

父母对他痴迷音乐的事过问得并不多，只要不影响未来工作就好。父母希望他将来到商贸公司工作，所以不考大学也没关系，他父亲就是十五岁开始工作的。但莱昂纳在学业上非常顺利，哪怕父母不太情愿，他还是完成了高中学业。

接下来呢？进入大学，学习教育专业，做一名教师。好像也不错。可选择这条道路，莱昂纳热爱的音乐又该怎么办？他心里有点难受，似乎感觉到了放弃理想的苦涩。自己以后还能够在音乐上获得发展吗？还能够创作吗？还能够继续去做那些凭着直觉可以做好的事情吗？他知道自己不是音乐天才，也没有想着靠音乐出名，把自己的名字印上宣传海报。他只是希望能够实现自己的理想，做一个真正的音乐家。

"最后，我想遵循自己的内心。"他说，"我放弃了大学里的教育专业，放弃了代课赚零花钱，开始在音乐学院学习。不得不说，我的选择是正确的，这才是我的领域。哪怕古典吉他不是我的专长，那我也感兴趣。"

音乐学院的入学考试并不难，就像走个程序，弹首曲子就可以了，莱昂纳顺利通过。

他满怀希望开始新的大学生活，却很快就异常失望。音乐学院没有教授他所期待的知识，也不能通过课程启迪他内心的灵感，他不得不痛苦地学习和声、对位……

"这太理论了！"他想，"这种学习方法不适合我！可我现在进退两难，怎么办？"

他又一次感觉被禁锢，因为在音乐学院，恪守规则永远是第一位的。他原本以为这里会是伊甸园一样的天堂，他可以自由地表达，展现创造的才能并得到认可。

然而，这里只要求背诵学过的知识，这些知识又都是让人讨厌的理论。无论他怎么去努力都无法适应。

同学看到他拖着吉他盒从楼道里走过，不禁想："莱昂纳怎么总是一脸难过的样子，他是不是没法找到自己的位置？"

无法解决的矛盾让莱昂纳感到绝望，亲人们却开始指责他："为什么要放弃教育专业？我们早就跟你说过，音乐不能当职业。如果学音乐你能开心，那也行啊，可现在……你怎么办？"

就在这个时候，他的右手出现了问题：无法演奏。这似乎也是来阻止他在自己选择的道路前行，手成了束缚他的敌人，带给他的痛苦弥漫到胳膊和颈背。这可恶的右手！莱昂纳绝不会屈服，他决定要坚持，反抗一切。

这就是他来见我的原因。

我们进行了大量的训练：呼吸，手臂拉伸，颈部拉伸，感觉运动性康复训练，希望让他处于痉挛状态下的右手获得最大限度的活动。然而并没有什么效果，那是因为受到压力影响的是他的整个身体。这种情况我心里早有准备，所以并没有感到过于诧异。只是他自己还没有清楚地意识到他的身心都已经受到了影响！

我试着和他解释他所遇到的心理问题，但他却不予理会，根本不顾及自己心理问题的严重性。他觉得一切就只是手的毛病，我应该帮他解决演奏技术的问题。他只关注身体上的不适，割裂了灵感直觉、创作能力与演奏技术的有机联系。他把一切问题都归结到这只手上，觉得病手影响了学业，阻碍了成功。但我要带他找到的是问题的根源，以及将各种元素融合的方法。

后来的心理测试从客观角度让他看到，全凭感觉的演奏方式更多依赖的是情感，而不是理性。他感到自己就是这样，十分欣慰。接下来，我们的谈话主要围绕着融合直觉与技术。之前，他并不在意演奏技术的训练，觉得意义不大。但现在由于自己技术不当而带来了困扰，他明白了科学的技术训练必不可少。

从这以后，他的老师更加关注他，并认真地去倾听他的作品，不再像以前那样只是漫不经心地随便听听。莱昂纳开朗起来，逐渐恢复。这一切是因为他不懈的努力，但也是因为他打开了心中的症结。他发现即使在音乐学院固定的框架内，还是能够拥有自己的自由去充分发挥。除此之外，我们的谈话，我对他的理解，老师对他的重视以及他对自己的重新认识，这一系列的事情给了他充满活力的正能量，让他找到了真正适合自己发展的方法。

音乐学院要进行一次大型的试演活动，莱昂纳需要在许多同学面前弹奏，这让他很焦虑，因为他一直特别反感这种像考试一样不得不参加的演奏。

他来找我诉说内心的压力，我灵机一动，和他说："等你弹完必选曲目，还可以再加一首自己的创作啊。"

他很喜欢这个办法，瞬间充满热情。不过，还需要学校的批准，毕竟有点不合常规。

老师那里首先欣然允许，至于学校的主管部门，他约了一次面谈。主管部门开始还有些犹豫，不过最后和他说："可以这样，但一定注意对必选曲目的准备。"莱昂纳立刻马不停蹄地开始了准备工作，他感觉自己从来没有像这样积极过。

试演那天一切进展顺利。莱昂纳首先熟练地演奏了必选曲目，然后自然地引出他创作的曲子，这非常成功。在场的人都惊呆了，他们没有想到莱昂纳会突破常规来弹奏自己的作品。而且，他的作品风格独特，给人惊喜。他的演奏毫无违和感地连接了两首风格迥异的作品，完全是一种自我超越。演奏完毕，他赢得了长久的掌声。

莱昂纳在演出大厅里看到了美丽的朱丽叶，但感觉她并没有更多地关注自己，只是和其他人一样在鼓掌。莱昂纳不禁担心，自己以后能吸引她吗？

试演结束，大家离场后又聚到一起，高兴地分享着成功和喜悦。朱丽叶恰好站在莱昂纳身旁，她悄悄对莱昂纳说："真好，你看起来特别放松。"

"真的？你喜欢？"莱昂纳说。

"对啊，从你开始弹，到最后一个音……"

莱昂纳紧张得心都快跳到嗓子眼了。

接下来的几周里，他们又聊过好几次。两人之间的冰层被打破了，对音乐的共同热爱让他们处在同一频率。莱昂纳暗想，要是有一天能一起演奏就更好了！

很快，莱昂纳给我讲述了接下来发生的事情。

"简直不敢相信。"他惊喜地说，"这次试演后，我不仅和朱丽叶开始联系，和其他优秀的同学也认识了。能和朱丽叶说话的感觉真好，尽管我……不过，要是我能让她喜欢……我俩聊得越来越多……她请我去她家，下周，她想和我合奏！"

就在这几天，莱昂纳做了一个梦，他告诉我这个梦异常美好："我受委托建造一座动物园。我不想像以前那样，动物们只能待在狭小的空间里，跟在马戏团笼养一样。我造的动物园要特别宽敞，每个动物都要拥有足够的空间，开心地生活，自由地玩耍。哪怕是在动物园这样的地方，动物们都能找到自己合适的位置，很好地适应环境。梦里，我的设想开始实现，我到一个非常不错的地方选址。可是我突然有了一个疑问：大家会赞同我的想法吗？我仔细核实了有关动物园设计的每一个部分，然后开始耐心等待……不，还是有些不安，我等待着判决。"

"判决？"我很惊讶他用这个词。

"对的。"莱昂纳似乎很清楚会有判决到来。

"那这个梦，你怎么看？"

"我觉得，梦中的每个动物都代表着我的内心诉求和本能反应，我希望尽可能和谐地解决所有问题，但我对自己的想法没有把握。这就是为什么等待判决时，我会有些不安。"

"判决最后来了？"

"对，是一只狮子。天知道是怎么回事，狮子从围栏里冲出来，跑向我。个头很大，鬃毛令人眼花缭乱，尖牙闪闪发光。它来到我面前，后腿站立，咆哮着，要扑向矮小的我。出于防守的条件反射，我像它一样站着，用我的两只手抵住它的爪子。我们两个都站直了，相互支撑着。奇特的事情发生了：我的手和它的爪子竟然不可思议地融合相通，它的爪子向我传递着巨大的能量，我所有的恐惧消失了，我们融为一体。我突然醒了……"

"后来……"

"后来，我醒了，感觉自己发生了根本性的变化。那种感觉真好，充满力量。"

"您觉得为什么会有这种感觉？"

"我觉得，发生在梦里的一切表明：当把我内心的所有元素放到一起时，我意识到还缺少一种元素才能获得最终的意义。那就是生命的活力，拥有它我才能融合所有的元素，形成独特的自我。"

莱昂纳笑了，他说："我第一次来见您时，右手让我十分痛苦。一年后，狮子的爪子让我成为另一个自己。"

"从某种角度来看，是您的手自己回归了。"

"对，是这样。在调和了内心的力量之后，我的手回归了，我不再分裂，我战胜了自己的内心。毫无疑问，肯定就是因为这样，醒来后，我才感觉充满力量。"

三天后，如同大家在本篇开头所读到的那样，莱昂纳和朱丽叶在音乐学院附近喝了咖啡，交流了各种对音乐的喜爱，开心地约定稍后上朱丽叶家合奏。

莱昂纳在咖啡馆结完账，和朱丽叶一起往城市的高处走去。姑娘身旁带着漂亮的小提琴，是那样的迷人。

到了朱丽叶家，朱丽叶准备了清爽的白葡萄酒，他们微笑着举起酒杯，仿佛在预祝合奏取得成功。

接下来，在房间里，他们小心翼翼地取出各自的乐器，似乎有一种神圣的仪式感。

朱丽叶的确是一个优秀的小提琴手，有时她会停下来做些标记，说明一下那些比较难的段落。紧接着，她不再停顿，颤音、变奏以令人难以置信的速度一气呵成，着实令人惊奇，让人赞叹！

"她真出色。"莱昂纳有种感觉，自己似乎插上了翅膀在翱翔。他明白，哪怕朱丽叶不追求精湛的技艺，也同样能够拉出深厚的感情，带人进入音乐的世界里。当朱丽叶拉出最后一个美妙的音符，莱昂纳立刻承接，愉快地演奏起他最美的那首曲子。毫无疑问，他演奏得相当好，真诚动人的旋律从吉他中飘出。他感觉朱丽叶在目不转睛地看着他，一种无与伦比的幸福感油然而生。

最后，演奏结束。

他抬起头，看着眼前美丽的女孩，感觉心跳几乎要停止了。

可是，无论是朱丽叶的脸上，还是她的眼中，莱昂纳什么都没有发现。或者说，有的只是冷漠。所有这些都表明，朱丽叶完全没有理解刚才他所演奏的内容，他们之间还有着几光年的距离。

朱丽叶真的没有明白？他们俩会不会属于不同的世界？恐怕是，因为朱丽叶说："你弹的这些还不错，但并不能称之为伟大的音乐，你觉得呢？要是你想听我的建议，我觉得你应该多钻研经典曲目。比如说，那天在学校，你弹的第一首曲子，那首……这种即兴音乐，恐怕……你不能只满足这种小曲目……"

朱丽叶指尖捏着琴弓，俨然老师训导学生的派头。莱昂纳和她说："你真的没有感觉？问题不是应该弹什么，而是要有想法，你觉得呢？"

但朱丽叶仍一脸严肃，继续用教训式的口吻说着她的观点。似乎很有知识的样子，却没有任何的理解与情感。

莱昂纳想不通，为什么这个女孩觉得他的作品如此普通，毫无价值？

接下来的几周里，他们会时不时地见下面，但一切已不像从前。莱昂纳心中的火焰已经熄灭，朱丽叶也没有去进行任何的维护。

"到底怎么了？"莱昂纳问我。

我们再次谈起那个狮子的梦，梦中的判决可与朱丽叶的决定大不相同。和朱丽叶的关系意味着什么？为什么莱昂纳希望取悦、吸引这个优雅的女孩？他原本以为那个梦以后，他的内心已经获得自由，但现在这样是不是又在重蹈覆辙？他希望用自己的曲子来打动朱丽叶，难道不就是主动走向失败？怎么就没提前预想到这些呢？和朱丽叶的思维方式完全不同，会不会导致必然的失望？钟情于她，会不会是构建了一个囚禁自我的牢笼？

莱昂纳想通了，理性地处理了之后的事情。他和朱丽叶再没有见面，他们彼此都感觉不需要再联系了。

我看到莱昂纳分手后依然快乐。因为某种程度上，他和朱丽叶的关系也是一种桎梏。之前，莱昂纳挣脱了自己无意识制造的束缚，那和朱丽叶这一段就算是前进道路上的最后一个陷阱吧。莱昂纳如同在梦中抗击狮子一样，是自己主动伸出手，解决了问题。

从那以后，莱昂纳的右手没有出过问题。他现在在欧洲各地举办吉他音乐会，最近还要出一张 CD。他不确定朱丽叶会不会喜欢，但还有什么比欣赏自己 CD 里的音乐更幸福的呢？

地穴与画廊

芙洛伦丝大汗淋漓地醒来，一只手压在胸前，心跳得厉害。她刚刚做了一场可怕的噩梦，但她怎么能梦到这种事呢！她起身去厨房煮咖啡，丈夫已经上班了。她的手在抖，不得不重新弄了一次，才加上咖啡豆。这个漂亮的咖啡机产自西西里岛，是他们上次度假带回来的。好丢人！太丢人了！她心想："这个梦我永远不会告诉任何人，甚至不会告诉……"她想起自己后天要和心理咨询师见面。"天呐！"她咕哝一句，"我究竟要不要告诉她这个梦……"这个想法折磨着她，"不，我真的做不到。这太……她会把我看成什么人？一个……"

她从旋梯下到一个黑漆漆的地方，这是一个地穴。从光线明亮的地方到了暗处，她的眼睛需要适应。蜡烛插在烛台上，东一个西一个地摆在那里，摇曳的烛光打在冰冷的墙面上，仿佛在中世纪。地下室中间摆着一张长桌，原木的那种。桌前站着五个男人，她看到他们的背影，他们赤身裸体，一丝不挂。这五个男人面前有五个女人，也同样一丝不挂。她们上身前倾，胸部压在桌面上，手臂几乎伸到桌子另一端。芙洛伦丝听到男人淫笑着说："姑娘们！我们来了。"

芙洛伦丝一度想知道他们是否真的对那些女人做了什么。她感觉这些女人百依百顺，任由他人蹂躏。出于一种预感，芙洛伦丝抬起头：桌子另一侧站着的还有她的丈夫菲利普。他和其他人一样赤身裸体，他没有看到芙洛伦丝。他看起来十分惊恐，像被钉在原地，目瞪口呆。但可以肯定的是，他想模仿其他男人。因为，他听从着那些人的召唤，绕过桌子，准备加入这场兽性的逐猎。

其中一个家伙不停地喊他："来吧，菲利普，来吧，她们全是你的。你喜欢从红头发的开始，还是金头发的？"说话的是个大块头，他站在桌子的另一端。这群男女仿佛是由肉体构成的机械链条，不停咬合、打开，再咬合，令人心惊胆战。一个人笑了起来："无所谓啦，都一样。头发的颜色不重要，很享受！来吧，菲利普，放松一下。"芙洛伦丝试图阻止丈夫："哦，不！不要是他！不要这样！"一阵恶心的感觉，她快吐了。

"不要在我面前这样！"她感觉得到菲利普不再抗拒，他身上有些东西已经妥协了。他绕着桌子走着，靠近这个骚动的兽群，其中一个男人离开了，给他腾出了位置。

"他……不，不，这不可能！"芙洛伦丝蓦地惊醒过来，在床上辗转反侧，有羞耻，有厌恶，有恐惧，有宽慰：幸运的是，这不过是一场噩梦……一场只有自己知道的噩梦，一个绝不会跟任何人透露半个字的噩梦！

下午，芙洛伦丝沿着小巷走到尽头，来到老城区。老城区会有不少画廊展示潜力艺术家的作品，年轻的，或者不那么年轻的。芙洛伦丝从包中取出一串钥匙，将其中一把塞进锁孔，开门进去。这个画廊是她开的，里面是属于她自己的世界，可以远离早晨的噩梦。这是一个非常美丽的空间，里面挂的画也很漂亮。她知道，过一会儿就会有路人，还有真正的艺术爱好者轻轻推开大门。只有敏感细腻、充满敬意的人才会进到这里，在这些画作前流连。她又一次充满欣喜地扫视这些作品，这是她乐此不疲的事情。有位年轻的艺术家真是才华横溢，他有着极为独特的敏感，他的作品有种力量。昨天傍晚的时候，大家都赶来参加画展开幕，这位年轻艺术家有几幅画作已经被预订了。芙洛伦丝对他很有信心，心想，过几分钟，肯定就会有人走进来，她要和他们聊聊年轻艺术家的画作。她的画廊已经拥有很好的口碑，人们知道她很有品位，很有天赋。

她从沉思中回过神来，"昨晚，我怎么会做那样色情的梦，"她嘀咕了一句，"太不可思议了！"她想到了丈夫："他怎么能……即使是在梦中。"

这一阵子，他们的关系出了点状况，沟通不太顺利。倒没什么太大问题，但可以肯定的是，有些东西不对劲。芙洛伦丝是一个雷厉风行的人，她决心立刻解决问题，免得双方关系破裂。于是，有人向她推荐了我。

"不一样，菲利普和我，我们的频率不一样，我不明白为什么。"她陷入沉思。她想到了他们的相遇，还有她过去长时间无法克服的困难，而这些困难最终还是被她战胜了。她母亲曾对她说了一遍又一遍："芙洛伦丝，你真棒，你成功了！"

的确如此，回顾这一生的经历，她不该对自己不满，相反应该感到自豪。一切都不容易，没有什么是唾手可得的。

芙洛伦丝的父亲是一位小提琴家，才华横溢，甚至小有名气。但芙洛伦丝几乎不记得他的样子，因为她才满四岁时，父亲就去世了。突如其来的噩耗太可怕了，刹那间，芙洛伦丝感到一种巨大的空虚，那种感觉很恐怖，仿佛身体里有一大块被掏空了。然而，母亲懂得该如何去面对，并将一切安排得很好。她找到一份工作，因为尽管父亲曾是著名的小提琴家，但家里并不算富裕。

父亲去世后的那两年，母亲沉浸在深深的悲伤中。小姑娘记得那些与母亲相依为命的岁月，自己窝在沙发上，听她谈论父亲。父亲是一个善良、单纯、精神境界很高的人，人们都很尊敬他。母亲对父亲更满是钦佩之情，甚至连小芙洛伦丝都被深深感染到了。对这个几乎不怎么记得的父亲，她的内心洋溢着同样的情感。他肯定是一个完美的父亲，毫无瑕疵。他的音容笑貌，经过回忆的放大和美化，依旧浮现在家中的各个角落。也许这不过是一种幻觉，但正是这种幻觉，让她们能够支撑着，活下去。

小芙洛伦丝告诉母亲："妈妈，我长大后一定会和爸爸一样。"

母亲微笑着摸摸她的头发。

六岁时，小姑娘开始学习小提琴。她对练琴充满激情，她一定要像爸爸一样。朋友、玩伴，这些都放一放。首先，要学琴，把琴练好，哪怕以孤独作为代价也无所谓。而且，老师也鼓励她："小家伙，你很有才华！或许有一天你会和你爸爸演奏得一样好。"

有一次，有人跟小芙洛伦丝讲了一个关于北斗星的故事。她思索道："爸爸，你就是我的北斗星。我会跟着你的光走，你会在冥冥中指引我。"

她在学小提琴的时候没有一丁点儿畏难情绪，对演奏的疯狂渴望促使她发奋练琴。她总是非常高兴地迎接新的一天的到来。她还是个孩子，快乐仍是她的天性。班上的同学和邻家的孩子都被她身上的活力和快乐所吸引，他们都说："好可惜，芙洛伦丝从来都不跟我们玩。"芙洛伦丝表现得很固执：小提琴第一。有时候，她确实觉得，过于严格地遵循为自己设定的日程表剥夺了自己的自由。有个念头时不时地一闪而过：那些练琴的时间，她本可以和小朋友们一起奔跑嬉戏，玩跳房子，跳绳，在草地上采花，在大自然中打闹……但小提琴奏出的音乐真是太美妙了！爸爸如果能听到自己的演奏，一定会很开心的！

有一天，母亲坐在沙发上，让芙洛伦丝坐到自己身边来：

"芙洛伦丝，我得跟你谈谈。"

小姑娘立即意识到事情的重要性，这是母亲第一次这么正式地向她宣布一件事。

"你认识毕耶勒先生，对吧？他和我，你可能已经注意到了，我们相处得很好。他跟我求婚，我答应了。你会有一个新爸爸。当然，他和你父亲不一样，但是……总之，你会看到的，一切都会好起来，我们会过上幸福的生活。"

芙洛伦丝已经九岁，到了懂事的年纪。她看得到母亲脸上的快乐。她发现毕耶勒先生很有同情心，对她一直很好。像她的父亲一样，毕耶勒先生也很成功。他很聪明，是一名工程师，在一家建筑公司担任高管。

母亲补充道："然后，你会有一个新家。毕耶勒先生有很多长辈，因此，你会有很多兄弟姐妹……"

这些让小芙洛伦丝很期待。是的，她将要进入另一个世界，一切都会发生变化。她会有朋友，有一个大家庭，这或许是件很棒的事！

婚礼如期举行，非常盛大。她和母亲离开了之前的小公寓，搬到一座豪华的大房子里。毕耶勒先生喜欢舒适的生活，他赚得很多，是有钱人，出手大方，尤其喜欢购买那些他觉得能给人带来享受的东西：彩色大电视、柔软的大沙发，还有每年最新款的车。

　　一天，起居室的门虚掩着，小芙洛伦丝无意中听到了一场谈话。她继父的一个妹妹和闺蜜在喝茶聊天，她们的声音传到走廊里。

　　"亲爱的。"她说，"你不知道我有多高兴，我哥哥终于找到了合脚的那双鞋。我为他感到高兴。至于他的妻子和小芙洛伦丝，你能想象吗？这事对她们来说，显然好极了！这变化，翻天覆地啊！芙洛伦丝的父亲去世后，她们的生活何止是一般，那是相当的艰难。经济上，都很窘迫了。所以，你懂的，现在她们很幸运，什么都不用再担心了。"她朋友问道："你觉得她们意识到自己很走运吗？""哦，我跟我嫂子说过，她简直是走大运了，你知道，我这人很直接。"

　　小姑娘的心底感到一阵强烈的灼痛，一股巨大的情感翻涌上来将她淹没。她用手捂住嘴，无法呼吸。父亲的模样突然浮现在眼前，她看到父亲站在乐队中间，充满爱意地拉着小提琴，琴弓仿佛有魔力一般，让琴弦发出美妙的震动，精彩极了。父亲是最棒的小提琴家，才华出众，无人能比。他的眼神中似乎永远散发着精神世界的光芒。父亲个子很高，这光芒从高处洒到她身上。而这位女士，所谓的"姑妈"，她怎么能够用"走运"来形容发生在她们身上的事情！

芙洛伦丝突然意识到她与这个"新家"是多么地格格不入。在这儿，她没有任何朋友，也没有一个真正的兄弟姐妹。毕耶勒先生非常和蔼，他是这个家里唯一一个对她和气的人。芙洛伦丝觉得，其他所有人对她都冷冰冰的，特别是对她母亲，甚至可能有点瞧不起的感觉。她们在被人鄙视！小提琴？音乐？那些人不会懂这些。餐桌上，家人一起用餐时，他们只谈论刚刚翻新的帆船，橱窗里看到的珠宝价格，纽沁根家族富丽堂皇的家产……

妈妈在这个家里感觉舒服吗？芙洛伦丝对此很怀疑。她太小了，无法把这些弄得很清楚，但总是有一种模模糊糊的感觉。晚上，她很难入睡，坐卧不安，翻来覆去，无法合眼。

在学校，她还算幸运，没遇到过什么问题。小提琴课上，老师经常表扬她的激情和出色的演奏。有一天，她第一次来例假了。不久，她注意到自己的小伙伴们对男孩子们很感兴趣，宣称自己爱上了这个或是那个。她们开始追逐时尚，穿得像迷你版的超模一般。她们约着一起聚会，周一上课时彼此吐露小秘密，在放学回家的路上咯咯地笑个不停。芙洛伦丝对她们的喜怒哀乐漠不关心，她似乎属于一个未知的物种，生活在一个截然不同的世界里。她并不后悔，心甘情愿和这一切保持距离，她的使命显然在别处：她的生活完全被小提琴占据了，她以它为生活中心，为琴声而存在。少年时代，当其他人疯狂跳舞玩乐的时候，她在自己的房间里读书，沏一杯茶，将贝多芬协奏曲的唱片放进别人送给她的留声机里，久久地聆听。

北斗星的画面一直在她眼前。自从爸爸去世，这么多年以来，这颗星星始终引导着她，照亮她的道路。

她高考考得非常不错。未来的生活在她面前铺展开来，像一片广阔的原野。在那里，必须要努力前行。但家里并没有人把她想成为一名小提琴家的事当真。

她被痛苦攫住，被疑虑深深打击了。没有人可以信任，一个朋友也没有，只有她自己。一天早上，她从一个奇怪的梦中惊醒：那是一个神奇的夜晚，夜空中出现了一幕罕见的星象。恒星从小到大，在苍穹中组成了一个巨大的乐谱。而北斗星？它在哪儿？她寻找着它，没有看到。她再次仔细寻找，也许，在那里……是的，一个小小的光点出现在她眼前，就在天穹最深处，但它正以疯狂的速度变大，也越来越近。也许它会与地球相撞？但是没有，在最后一刻，它的轨迹弯曲了，从其他静静闪烁的星星之间穿过……这个光点离开了，越来越远，它只是与我们的星球擦肩而过，消失在幽冥之中，它不过是一颗流星，已经完全从夜空中消失了。芙洛伦丝回望天空一角，北斗星应该在那里闪耀的，但它已经不在那里了，仿佛那颗划过天际的流星已经将它带走。

几个月过去了。母亲非常担忧，被芙洛伦丝突然间的变化吓着了，她快要认不出自己的女儿。她带芙洛伦丝去看医生，诊断出她有强烈抑郁倾向。"孩子心里很乱，"医生说，"她需要帮助。"

但帮助没有产生预期的效果，最后，这个小女孩不再有任何音乐品位，甚至不再从琴盒中拿出小提琴，她放弃了练习。

她的生活变得浑浑噩噩。两年来，她感觉非常糟糕，她的生活充满了压抑、阴郁和悲伤。

她内心有些微弱的东西还在抵抗，有一个小小的自己还在绝望地挣扎。为了不完全沉沦，为了能回到岸边，芙洛伦丝想起了小时候展现出来的活力，她必须彻底远离那些夺走她灵魂的黑暗。

她买了画笔，开始画画。她喜欢调和颜色，将颜料调匀，涂在画布上……这一切带给她真正的快乐，是那种感性的快乐。当然，没有什么能比得上她以前拉小提琴时的快乐。她说："我得承认我在绘画上并不比其他人更有才华，但不管怎么说，它还是让我感觉很好，只要能让我感觉好一点……"她轻轻用笔尖从调色板中挑起一块斑斓的色彩，小心翼翼地将它涂到画布上。

她觉得画完了，退后几步打量着画面，心想："至少我在表达一种属于我个人的东西。"

她去学校上了些艺术史课程，她画的东西都是自学的，不属于任何流派。绘画对她来说，是一种她与自己的内心世界重新联系的方式，通过铺到画布上的颜色，重新发现仍然藏在她灵魂深处的生命力。

下课后，她很喜欢穿过老城区。她喜欢那条狭窄的中世纪街道。夏天时，广场和露台上摆满了咖啡桌，学生们愉快地喝着啤酒，简直是一场叽叽喳喳的音乐会。她独自一人从拥挤的人群前走过，沿着拱廊，时不时停下来走近橱窗，细细品味那些小商铺、古董摊和旧书店里陈列的物品。

一天，橱窗里有幅画特别打动她，于是，她推开了画廊的门。事实上，这就是她最喜欢的画廊，这里永远有很美的作品。她参观了这个小画廊，仔细地看完每幅画。这和她自己的创作没多大关系，但她能在这些画中发现一种感性的东西，特别有趣。它们以另一种方式触动着她，为她打开新的视野，她很感动。

一周后她又来了，这次展出的是另一位艺术家的作品。她鼓起勇气和画廊老板聊了聊，她被老板的热忱所感染。老板是一个神采奕奕的女孩，可以看出她对自己的职业充满了热情，而且很愿意聊这些话题。她说，自己的画廊并不是唯一一家作品很美的画廊。她提到其他类似的地方也有极其出色的作品，芙洛伦丝去了她推荐的那些地方。

这个城市，她曾认为它是那么的古板、僵化、朴素，但现在发现其中竟然存在某种"乌托邦"（她喜欢这个在脑海中一闪而过的表达）。在这里，人们只谈艺术。

从此，每当举办看上去有趣的开幕式时，她都会参加。摆满果汁、白葡萄酒和各种小蛋糕的桌子前人头攒动。芙洛伦丝不仅和参观者们交流，还与艺术家们交流，其中有许多人正在练习绘画或自我创作。她是这里的新人，但很快就被当成了常客。人们喜欢看到她推门进来，知道她总是能够提出中肯的想法。没过多久，看到她来大家都很开心。

芙洛伦丝打了几份零工，赚了点钱，但还是不够，母亲帮衬了她一点。她找到了一处待租的房子，重新粉刷后用自己的方式布置起来。她非常用心地设计出将来挂画的位置，一切都神奇地在她脑海中布置停当。她现在已经认识了很多艺术家，如果他们愿意的话，可以放一些他们的作品。这些艺术家议论着："在芙洛伦丝的画廊展出，当然可以，为什么不呢？"毕竟，芙洛伦丝展现了某种特质，她很有品位，非常清楚哪些作品是有艺术价值的，哪些没有。她的热情也很有感染力，让人信任，此外，她真的可以说是足智多谋！

一位艺术家试水，接着，另一位……他们一个接一个地在芙洛伦丝的画廊展出自己的作品，芙洛伦丝的画廊成了优质展览的代名词。

　　一年时间很快过去了。现在，人们蜂拥而至参加她举办的所有开幕式，画作卖得很好。

　　每当有客人进门，仔细端详作品的时候，芙洛伦丝一看就知道应该跟谁做生意。有的人来她的画廊只是为了消磨时间，但她不会厌烦，她很高兴与大家交谈。有的人是有一定水平的鉴赏家，但也有年轻夫妇，只是为了寻找一件能够放在家中客厅的艺术品。对于日本游客，参观芙洛伦丝的画廊已成为游览老城区必不可少的一个环节。还有只是溜达一下马上就离开的人，她发自内心地笑着说："谁知道大家过来会发生些什么，我们必须考虑到各种可能。"

　　这次的开幕之夜非常成功，她展示了一位新晋艺术家的作品，他的画作激起了人们的好奇。那天下午，有几个人推开画廊的门，这时，她看到了一个西装笔挺的男人。他开门见山地对她说："您展示的内容很精彩。我必须承认我对画一无所知，但有时候，经过您的橱窗时，我会怦然心动！突然，某幅画就触动了我。例如这一幅，我发现……"

他们在这幅画前聊了很久。这个人显然不是画家，但他表现出一种天生的敏感，一种很吸引芙洛伦丝的丰富内在。她了解到他在老城区南面一个古老的机构工作，是银行家。这是他顺嘴提到的，没有强调。他对自己的工作很喜欢，但觉得生活也需要其他东西，应该学会从各个角度去探索生活，发现它多姿多彩的方方面面。而绘画不就是去传达事物的细微差别和多样性吗？他们谈到要拓宽视野，更宽广、更深入地了解那些构成现实的东西。他被她说服了，被她感动了，走的时候，他把那幅自己喜欢的画作夹在胳膊下面，兴奋地想："这幅画，让我一见钟情。"第二天，他又来了……

他没有意识到，那天，他的一见钟情是双重的。因为再后来，他们结婚了。

现在，他们结婚二十年了。菲利普一直是个模范丈夫，他把妻子当作自己的骄傲。他们在同事家吃饭的时候，他没有一次不提到她的画廊，或是大谈她刚发现并推出的某位令人尊敬的年轻艺术家。

可是，菲利普的热情中，缺少了一些细腻或美感，但这点她不是一直都知道吗？他们夫妻不是从一开始就这样吗？她并没有后悔什么，真的没有。也许……要是菲利普，面对一幅画，能稍微和她有些共鸣就好了！当然，他会觉得画好看，但仅此而已。他从来没有走进过她的内心世界，分享她对美的思考，这种思考让她的内心充满着崇高的感觉。芙洛伦丝想，这幅画就是我们世界观的真实写照，归根结底，我们是不同世界的人。她想起那段拉小提琴的日子，她努力地超越自己，尽可能达到最完美的境地：有时，她会有一种奇妙的感觉，觉得自己是和爸爸在一起，她加入父亲的演奏当中，完美地演奏着同样的音乐，他们拉出的声音美妙地融合在一起，一种幸福感蔓延开来。但是能与菲利普有同样的共鸣吗？显然，不可能。菲利普和她完全不一样，他们并非来自同一个世界。菲利普有着他的出身，有些像毕耶勒先生和他的家人。那些人，芙洛伦丝几乎不再和他们见面。当然，菲利普和其他人相比，很开放，很感性，但依旧处在他的价值体系里，有些大男子主义……她想到有时候他们之间会不理解对方，尽管他们已经结婚二十多年，有了三个孩子，但这种不理解却变得越来越频繁。

我这是怎么了？芙洛伦丝自责道。难道我觉得真实的自己不会被人理解和爱慕吗？菲利普究竟喜欢我什么？他爱的是我本人吗，还是我在他眼中的样子？他爱慕我，这让我很开心，但那个令他爱慕的人究竟是什么样子的？他能理解我的真实感受吗？他对我的爱不会是彻头彻尾的误解吧？毕竟，我并没有像他想象的那样展现出创造力，有创造力的是我推出的艺术家！我在这里什么也不是，一无所有，我只是一个开画廊的，就像服装店卖衣服的人一样。他把我当成另一个人了，总之，我永远都是一无是处，那么空洞！我一直都是这样！菲利普爱的、欣赏的，是最糟糕的一个人。

有人跟芙洛伦丝谈到了我，她约了和我面谈。她是一个优雅漂亮的女人，发型让她显得很年轻。在我接待的患者中，这很罕见。她看起来状态很好，淡淡的妆容，给人的印象是一个懂得驾驭自己生活的人。当然，那时我还没有意识到她内心的不安和疑虑，以及她对自己的苛求。

她和我说起下面这些时，我们已经认识好几个月了。

"我做了个梦……总之，很难说出口。我根本不打算说了……太尴尬了……您觉得怎么样？但或许这很重要，我应该和您说说……"

她跟我描述了那个地穴里的梦境。

她说完的时候，极度尴尬，眼睛都不敢抬，脸转向一边，仿佛想要逃离自己梦里的情境。我们从未谈及过她的性生活。一个如此优雅、细腻、敏感的人，跟我详细描述发生在地穴中的场景是很艰难的。当时她很震惊，菲利普和其他人在一起，一丝不挂地站在桌前，而在这桌子旁的五个女人向他们献出自己的身体。她不得不在我面前说着她从来都没有说出过口的话，这些话对她来说就像是外语，在她的表达中显得极其别扭。

她坐在我对面，重复道：

"真的，我根本不知道为什么会梦见这种事。我不明白自己和这一切之间的关系，所有这些都离我很远。此外，我只是一个旁观者，仅仅是观察者。我也不明白菲利普怎么会……"

她用手捂住眼睛，说："您懂的，这是一个特别可耻的场景，完全是兽性的、本能的。这些男女放纵自己最低劣的本能、最原始的欲望，而且还很享受。那些男人交换着他们的女人，对另一方没有一丁点儿尊重。这些女人表现出完全的服从，很温顺，就像纯粹的玩物，像在屠宰场一样。"

"完全不尊重贞洁和他人的私生活？"

"是的，就是这样。轮到菲利普的时候，我在楼梯的最后一阶上，黑暗中，那幅画浮现在我面前……"

"那幅画？"

芙洛伦丝笑了，"是的，没错，我没想到这一点。但，它很像我见过的最不体面的一幅画。我感到被玷污了……太可怕了！而菲利普竟然身在其中，成为这幅画的一部分。"

"您说的就像真是他一样，这不过是个梦，不是吗？来自您的头脑。"

"我怀疑在这个梦里，菲利普就是我。但为什么我会这么想呢？是我真的认为他会被这种做法吸引吗，还是我伪装成他来谈论这些幻想，还是我想被鄙视，被贬低？像这些女人一样，让自己被亲吻，被占有？"

我们之间有了片刻的沉默，然后她继续说："的确，在某些方面，我总是遇到麻烦，这一辈子都是。我被自己的野心，自己的要求操控。我曾经想成为伟大的小提琴家，我又在绘画上一败涂地，我希望它给我一些东西，而并没有真的相信它。画廊，我已经开够了！给其他人办展览……"

"您给他们办展览？"

"我确实做过展览，介绍年轻的艺术家，让他们被人知道，展示他们。我希望人们会喜欢展现在眼前的东西。但是，我的内心深处，是否觉得自己什么都没做，只是向我的客户提供不入流的产品？那些挂在墙上的画作，那些开幕式，它们只是供人享乐的工具，和我梦中那些女人一样庸俗？我提供的享乐，一无是处，毫无用处。"

"用处？"

"不是吗？我提供的这种享受，毫无用处！它只是艺术的享受，我并没有开一个色情光盘店……我……"

"作为画廊老板，您会感觉自己只是一个中介？给那些走入画廊的业余爱好者和艺术家牵线搭桥？"

"也许有一点吧……很明显，我看不起自己做的事情，哪怕在别人眼里，我有一些优秀的品质，画廊也运作良好。但如果不是中介的话，我又是什么人呢？一个有用的人？您还记得我跟您提到过的北斗星吗？它曾经指引着我，但开画廊这件事，远未达到这颗星星给我指出的理想。爸爸他如果看到我……"

"他会失望吗?"

"要是他知道我在外省的小画廊,等着人们推门进来……当然他不会跟我说,但是……他可能会失望。"

"是您对自己最失望,不是吗?比如,菲利普……"

"啊,菲利普,可以肯定的是,他没有失望。正相反!"

"他对您有一种父亲所没有的欣赏,您能理解吗?"

"的确如此。"

"获得这样的欣赏,很容易?"

"我有时觉得他欣赏的是我的管理技巧,我运作、管理画廊的能力……那种非常男性化的品质。"

"这些会和您的女性特质格格不入吗?您不认为菲利普能分清吗?"

"是的,也许问题在我,而不是他。我不知道如何融合自己这两种人格倾向:一面是敏感的创造力,另一面是管理能力,比较功利。或许是我夸大了自己敏感的一面,女性的一面,而鄙视另一个……是的,也许就是这样。"

这个梦的解析占据了我们接下来的两三次会面,芙洛伦丝似乎越来越安心了。我们再次提到北斗星这个话题,这对她来说特别珍贵。

"您知道。"我说，"在古典芭蕾中，男舞者经常将舞伴托起，远远高于他本人。"

芙洛伦丝喜欢这个意象的象征。在这个动作中，男舞者强有力地将女舞伴托举起来，但这不会伤害女舞伴，而是将她举到自己上方，让她像女王或公主一样。芙洛伦丝理解，这些都需要技术、稳定和内在的平衡。

"对我而言，菲利普扮演了男舞者的角色。"她笑了，"最终，我们之间互相成就了我们的艺术创作。"

"他是那个可靠的、坚决支持您的人吗？是支撑您的人吗？"

"当然。男舞者是为了帮助自己的舞伴优雅轻盈地超越自我。我必须承认，菲利普相当擅长这一点。"

"那女舞伴呢？"

"女舞伴……会成为明星。"

"您认为自己是明星吗？"

"不，当然不是，但是……"

"但是……"

"我推动艺术家展现自己最好的一面。我和他们在一起，就像菲利普和我在一起那样，我让他们实现了自己的价值，我将他们托举起来，让他们高高升起。总之，这可能就是我追随北斗星的方式。"

那天晚上，芙洛伦丝和菲利普度过了一个美好的夜晚。他们沿着江边散步，天气不冷不热。他们买了覆盆子和香草冰激凌，然后继续往前走，可以听到浪花拍打堤岸的声音。他们走到浮桥的尽头，然后折回，很温馨。他们彼此渴望着对方，回家之后，他们彼此相拥，特别美好。芙洛伦丝甚至觉得，她还从未感受过这样的水乳交融。突然间，几个月以来横亘在他们之间的种种障碍都烟消云散。她从来没有觉得和菲利普如此贴近，对菲利普来说也是一样。当菲利普温柔地俯身看着她时，她从他的眼中读到了这一点。这让她觉得挣脱了枷锁，自由自在，有一种舒服、自信的感觉。

她将头靠在他胸前，他轻轻地抚摸着她的秀发。这时，她说："想让我告诉你一个秘密吗？"

他非常清楚她去过我的诊所，因为她从没隐瞒这件事。他猜想她现在要说的应该和心理治疗有关。

他温柔地说："告诉我吧。"

她警告："小心，这个故事很可怕哦，它是我的噩梦。"

"来吧。"他说，"我已经准备好了。"

冰雪下的钢琴

来到诊所的这个小伙子二十四岁，特别强壮。他在一个偏远的乡村长大，但他就读的专业和成长背景构成了鲜明对比。他学钢琴专业，现在已经读到硕士的最后一年，一步之遥就能获得毕业证书。听了他的讲述，我很快就了解到他不平凡的人生经历，知道了他遇到过的困难以及他在困境中是如何坚持的。他有着与众不同的人生，我能感觉到他的自负，但纵观他的人生轨迹，倒也能够理解。

我对他印象不错：身材高大魁梧，有志成为艺术家……不过，在他看来，我不过是个小小的理疗师。他一弹琴就会不舒服，应该有一段时间了，所以来找我帮忙解决身体上的问题。

"您是艺术医学方面的专家，所以我来找您。"他对我说，"据说有百分之二的高水平艺术家由于姿势、功能性肌张力障碍等原因遭受病痛的折磨。我正巧就是这百分之二，我的手出了问题。我需要一个好的理疗师，有人和我提到您，您可以帮我吗？"

我带他来到钢琴旁（在我的诊所里，准备着好几件乐器，比如大提琴、小提琴等），请他弹奏一个片段。我发现他右手的第四和第五指无法准确弹奏，整只手不能自如地活动。他告诉我，手不稳定的感觉让他十分难受，可他越努力纠正，问题就越严重。

"您注意到了吧？"他的语气中透露着难过。

"这种情况多久了？"

"大概一年吧。"

我告诉他我完全可以感受到他的痛苦。虽然他看起来有些自负或是自恋，但是听他演奏时，我能够感觉到他同时也是一个情感丰富的男孩。他努力掩饰着自己的痛苦，不让别人知道。但我明白他要传达的信息：帮帮我，让我的手完全恢复，让我实现对艺术人生的追求。

他一直住在村子里，来我这儿比较远，每次都需要坐两个小时的火车。因此，我们把每周治疗的时间安排为两个小时（第二年是每两周两小时），强度还是非常大的。

他的治疗要求很理性，主要关注身体上的问题。他希望，我让他在钢琴上进行训练，帮助他全面恢复之前拥有的技能。针对他的治疗要求，我首先对他的演奏姿势进行了调整。然后，教了他各种方法，尽一切可能恢复对手的控制，以便他能用正确的方式演奏。

随着治疗中的不断交流，他感觉到我乐意倾听他的想法，对我逐渐信任起来，越来越愿意敞开心扉。

他的父亲是文员，母亲是会计，他就这样成长于一个完全没有音乐氛围的家庭中。在他父母看来，钢琴是一个不错的爱好，但他们绝对无法想象自己的儿子将来在这个领域工作。要是女孩以此为生还说得过去，但是男孩，他们就无法理解了。父母觉得只有像他哥哥那样，成为商界白领才是正经工作。但这恰恰是他最不喜欢的。

"只有母亲稍能理解我。"他和我说，"父亲从一个乡下人的角度看待这事，觉得这就是个没出息的工作。"

尽管有着各种各样的障碍，但他还是勇敢地面对一切，并克服了所有困难，即将取得音乐学院演奏家的毕业文凭。

我试着更多地了解他的童年和学习经历，我发现早在十年前，也就是他十五岁时，手的问题就不知不觉地出现过，当时他已经是非专业选手中的佼佼者。同样的病痛曾短暂出现过，随后又消失了，所以没有引起他的重视。

但这次，持续不断的病痛让情况越来越糟。首先，在音乐学院里，他要不惜一切代价隐瞒病情，就会产生很多棘手的问题。比如课前最后一分钟，他不得不打电话欺骗德高望重的教授："对不起，老师。我今天生病了，实在不能来上课。"虽然他已经极力隐瞒，但还是会遭到批评。这段时间，老师好像特别喜欢指责他。学院举办试演，要求相同级别的同学互相点评，他由于手的问题只好想尽办法不去演出。最后，他情绪低落地从学院出来躲避。要是他真去参演，很快就会被发现，他只好选择一次又一次地逃避。

有一次，他们全班飞赴葡萄牙拜见著名钢琴家玛丽娅·若昂皮雷斯。对他来说，这本该是件高兴的事情，可他根本不敢演奏，结果十分尴尬。回来后，他的病情就加重了。

来到我的诊所时，尽管他外表上看起来很坚强，但实际上已处于身心崩溃的边缘。他已经无法在课上弹琴。为什么会这样？到底发生了什么？他没有任何头绪，他只知道自己属于那不幸的百分之二。但精湛的技艺对这些艺术家来说恰恰是至关重要的，因为他们要面对各种各样的苛求和压力。现在的他，职业发展受阻，内心也完全陷入混乱状态。可在他心目中，钢琴永远是第一位的，与他的整个人生都紧密联系。因此一旦钢琴演奏出现问题，他的内心也面临着崩溃。我的理疗能够拯救他吗？无论如何，我成了他最后一根救命稻草。

康复训练持续进行着。我会教授他一些练习方法，毕竟肢体训练还是有好处的。当然，我们也会讨论到感情状况以及学业之外的问题。每个人都可能遇到这些问题，这是人之常情。他谈恋爱时，总是会喜欢上比他大十多岁的女士，但结果往往不尽如人意。他谈到父母、家庭和周围的人，我开始逐渐了解他的过去：如何对钢琴产生兴趣？为什么选择走职业道路？为什么会如此努力？

"您是怎么爱上这门乐器的呢？"我问他。

"爱上钢琴吗？一开始可能是因为仰慕村里的管风琴师。他是村里唯一对音乐感兴趣的人。在他的引领下，我发现了音乐的世界，感受到艺术的秩序之美。每次他在教堂演奏结束后，人们都会来问候他，祝贺他。

在我眼中，他是个与众不同的人。村里人的价值观都特别现实，而他却不同。是他让我知道，人还有精神层面的追求，所以，我把他作为我的榜样。"

渐渐地，我们从单纯的肢体康复理疗过渡到更加全面的治疗。那天，他有些激动，应该是觉得自己可以彻底释放情绪了，他哭了，任由自己的情感宣泄出来。他给我讲述了一个秘密，一个从童年起就藏在心底的秘密。

五岁时，他曾遭受熟人的性骚扰。这种行为从法律角度无法界定为强奸，但侵害行为带来的心理阴影笼罩了他很多年。那个年龄段的孩子，对于正常和非正常的行为没有分辨能力。他们不知道别人这样做，自己应该接受还是拒绝。

小时候的他不懂得反抗，但隐隐约约地感觉到这不是什么好的事情，可又不知道该怎么表达。侵害他的人看起来和蔼善良，当时他很本能地有一点点快感，但与此同时，又有深深的负罪感，内心十分矛盾。他没法把这些告诉父母，因为那时父母的婚姻已经摇摇欲坠，就在离婚的边缘，家庭的氛围相当压抑。他不想点燃父母间的战火，再破坏这个家庭，所以这样的事情他能和谁说呢？

"那时我真的很需要父母。"他和我说，"可又没办法和他们说，我只能生活在煎熬与无助中。音乐就成了我宣泄情感的唯一途径，在音乐中，我才能感觉到自己的存在。所以打开音乐世界的大门对我来说是件非常重要的事情，我毫不犹豫地沉浸在音乐之中。钢琴和音乐成为我人生这个阶段的支柱，也是我唯一的生存方式，是钢琴拯救了我！"

听了这些讲述，我对这个男生充满钦佩之情。由于音乐，他竟表现得如此坚韧。

"可以说，钢琴就是你痛苦时的知音。"我温和地对他说。

"是的，的确。"他答道。

他的情绪有些波动，内心的堤坝似乎也崩溃了，眼泪夺眶而出。后来，他给我讲了另一件事，和之前相比，更为特别。

十二岁那年暑假，父母不知道该给他安排些什么活动，就让他参加了夏令营。因为都是同龄人，他喜欢住在那里，也喜欢那里的氛围，并且很快就在游戏中结识了朋友。他和其中一个男孩子的关系很好。

有一天，不知出于怎样一种冲动，他也想让这个好朋友感受一下那种感觉，感受一下多年前别人在他身体上做的事情。

"我根本没有往坏的方面去想。"他告诉我，"把别人对我做过的又做给了别人，我那时只感觉到开心。"

说这些的时候，他到底是怎样一种心情？为什么受害者会沦为刽子手？

他的情绪又有些波动。稍后，这个强壮的年轻人继续讲述了后来的事情。夏令营结束，小朋友们回到村子里。他的好朋友立刻把这件事告诉了大家，还骂他"恶心""混蛋"。父母、神父、小卖店的老板，乃至全村都知道了这件事。从此以后，大家都喊他"小基佬"。

"他们觉得我比魔鬼还可怕！"他说。

听完他的讲述，我有些惊讶，因为我并没有感觉到他的同性性倾向。这次夏令营里只有男孩，如果是男女混合的夏令营的话，他或许会和女孩发生类似的行为。但不管他到底是怎么样的，从那时起，他开始遭到全村人的排斥。

钢琴就像伴侣一样陪伴着他，没有什么会比钢琴更重要。琴键才是属于他的世界，是他释放自我的唯一渠道。只有弹琴，才能让他实现自我，感受发自内心的快乐。

毫无疑问，这些遭遇在他的内心埋下了深深的怨恨。他从那时候起，就想象着借助于钢琴向整个村子复仇：是你们侮辱了我，破坏了我的生活。总有一天，我一定要让你们看到，我登上高大的舞台进行钢琴演奏。所有人为我鼓掌，欢呼声此起彼伏。你们在演出大厅里就跟傻子一样，你们根本不配来到这个地方，你们会玷污音乐的殿堂。你们在下面仰望着我，匍匐在我的脚下，听我演奏，你们必须承认对我犯下的错误和不正确的评判。事实上，无论你们怎么想，我都是一个好人。

那次谈话之后，我在他的要求下，对他优先进行心理治疗，康复理疗作为辅助。我请他记录下所有的梦，他似乎很意外。我说过，这个男生注重实际、理性和客观，但还没有关注到象征的意义。一开始的记录对他来说有些困难，很多的梦荒诞离奇，稍纵即逝。不过，他还是记录下一些东西带来给我。但这些梦大都未成形，可供分析的内容寥寥无几。他描述的梦中环境漆黑一片，钢琴在昏暗的大厅里，隐隐约约有很多人。幽暗中出现了一些动物，它们轮廓模糊，样子像是史前动物。这一切表明确实有一些东西正在努力寻求途径浮出水面。

有一天，他带着一个错综复杂的梦来见我。

"我在一条陡峭的山路上。"他告诉我，"攀登很艰难，非常辛苦，每一步都需要付出巨大的努力。而且是在冬天，路上结了冰，又下过雪。后来，我跪在地上，开始用手扒雪，一遍又一遍地扒着。突然，我看到一块黑色的东西，应该是某个大物件的一部分。经过仔细清理，我才意识到我发现的是一架三角钢琴。这让我非常惊讶，在这条如此难走的山路上，怎么会有一架钢琴埋在冰雪之中？我继续赶路，稍微走了一段，又开始扒雪，另一架三角钢琴出现了！再往前，又是一架！最后，我发现这条路铺满了钢琴，得有二十来架，都掩埋在冰雪之中。我从这条路往村里走去，钢琴就一个接一个地冒出来。"

在接下来的几次会面中，我们常常提及上面这个内容丰富的梦。正如弗洛伊德所说，某些梦就是通向潜意识的王牌渠道。我们针对梦的内容提出了很多问题：这些钢琴代表着什么？这条路是他的人生之路吗？他不是距离毕业只有一步之遥了吗？这条路难道暗含着他童年时的潜意识：回到村里，能够和村民们接触？对于梦，会有很多解释。接着，他又讲述了梦中的其他情况，"我不知道该怎么处理这些钢琴。我曾想，得先扫除积雪，然后再把它们全都弄出来运走。但是在这个寒冷、偏僻的地方，那么沉重的钢琴，能用什么方法呢？之后得找地方存放它们，存哪里？修理的费用肯定也是一笔不小的花销。我是不是最好把它们留在那儿？毕竟，我也不需要二十架钢琴啊，太多了！对这荒山野岭到处都是的钢琴，我到底能做些什么？好像什么都不能。"

他沉默了，稍后继续说："也许这个梦的寓意非常明确，所有这些钢琴就是我选择的艰难道路。无论是我走过的，还是未走过的，都是为了让村里人能认可我，尊重我。这是一条设定好的道路，无论付出什么样的代价，我都会走下去。"

"您为什么会认为这是一条钢琴之路？"我问道。

"您的意思是……"

我继续问："在梦中，您弹过这些钢琴吗？您从这些乐器里拿走过什么吗？您觉得最后会有人听您弹奏这些钢琴吗?"

"没有,我一下也没弹过,我只是发现了它们。"

"对于接二连三地发现钢琴,您怎么看?"

"我觉得很奇怪,因为三角钢琴很贵,我怎么就会一下碰到这么多?"

"是不是有什么原因,您才没去弹这些琴?"

"不可能弹啊,因为我没有时间。对于我来说,首先要赶回村子里,而最重要的是,要告诉大家我在山路上发现了很多钢琴。等我到村里,我就会大喊:'路上到处都是钢琴!'"

过了不久,另一个有重要意义的梦出现了。这次是一个男人,肩上扛着巨大的钢琴,他要走楼梯把钢琴运到房子里。不过,房子在顶层,他费了九牛二虎之力才上去。他先把钢琴推到房间中央,然后又推到阳台上,阳台的窗户开着。他把钢琴扔了下去,可又清楚地意识到这件宝贵的乐器要被毁坏,所以他三步并作两步,飞快地跑下楼。刚到街上,就发现这款立式钢琴矗立在他面前,奇迹般地完好无损。

但钢琴下面好像是一个女人,脸上蒙着透明的面纱。在他看来，这一意象体现了女性的本质。

女人差点就被钢琴压住了，她看起来惊魂未定。他不知道女人到底有没有受伤。他心里最担心的是伤害到了那个女人。钢琴有没有坏并不重要，他现在唯一在意的就是这个被它砸到的人到底怎么样了。

这段话讲完后，他哭了很久，我没有打扰他。现在的他和我刚刚认识的那个小伙子有什么不同吗？现在这里的他是一个真正的男人，尽管他自己只想展示最男人的一面，而且他给我的第一印象也是如此；但我相信，和每个人一样，一个好的钢琴家应该具备女性的一面：直觉敏锐，温柔感性，和其他人有更多的联系，这些都是演奏家所必需的品质。

从这个梦开始，他确实变得平和了，和之前比几乎不像是同一个人。他不会再为自己的所思所想感到羞愧。男人也可以具备女性的优秀品质，那就好像拥有了新的思维方式。他差点用钢琴杀死了那个女人，但怎么能将乐器变成复仇的工具呢？

问题摆在面前，我们开始思考：他在内心深处是不是依然还像一个小男孩，不具备女性的优秀品质？通过分析，确实找到了根源。他的母亲是一位不幸的家庭主妇，不仅如此，她还得为一位专横的老板工作。可她在家庭和工作中都压力重重，又怎么能够真正做好一个女人，做好一个母亲呢？她又怎么能够向孩子们传递连自己都体会不到的情感？这个小伙子的恋爱对象往往是比他大很多的女性，不也是因为他在寻找从母亲那里没有得到的吗？所以，他心中女性的形象一直都是消极的。

我们又谈到了那个女人，很幸运，她没有被抛下的钢琴砸伤。他觉得很想照顾她，抱住她，安慰她。

他说："这是不是与我的内心相关联？这个女人可能就是我自己。我的一部分避开了钢琴的重压，幸免于难，好好地活了下来。那从阳台抛下钢琴的男人呢？难道也是我自己？试图去摧毁我身上的女性品质？这个梦是否也表明，我能够觉悟，能够做回真正的自己？"

突然间，他意识到自己内心中存在着灵魂、天赋和宽厚，可这些从来都没在他的钢琴演奏中出现过，一直与他的艺术没有丝毫关系。

我们又想起他的第一个梦：通往村子的道路非常难走，但半路却发现了二十架钢琴。我们不禁想问，为什么他从没碰过这些钢琴？而且这简直是一大笔宝藏，可他竟然没有半点欣喜，反而在思考如何运走这些钢琴时心生沮丧。

"的确是这样。"他承认，"换个人肯定觉得这是多伟大的发现啊！这些钢琴多么特别啊，简直就是留给大师们弹奏的，可我根本就没有这些想法。那时我只是在考虑这台还能响吗，那台还能响吗。每台钢琴应该是有灵魂的，但我却感觉自己只是站在了许多机器设备面前。这些钢琴无法奏出有生命力的音乐，因为它们就是死的。"

他又来见我时，宣布了一个艰难的决定："我要放弃钢琴。"

泪水模糊了我的双眼，因为我也学习过钢琴，所以我非常明白这种放弃意味着什么。他即将毕业成为演奏家，可现在竟然要放弃！

要试着劝劝他吗？可他看起来无比坚决。

他说："我不是真正的钢琴家，我不是真正地热爱音乐。继续只会让我痛苦，这不是我该选择的道路。我选错了方向，之前，钢琴只是用来弥补我的缺失。"

我很感动，同时也觉得他的判断十分正确。钢琴并没有让他的内心获得自由，演奏也没有让他进入到快乐和宁静的状态。我想到了伟大的哲学家康德，他认为，真正的艺术家，美学态度是完全无私的，绝对纯洁，是不会掺杂我们庸俗的个人问题。这个小伙子不是这样的。他并不是出于对音乐无条件的热爱才想成为一名钢琴大师。他不是用钢琴服务于艺术，而是用钢琴满足自己。

面对他这个决定，我并没有感到十分诧异。从我第一次听到他弹琴，抛开肌张力障碍对他的影响，我就问自己："我是在和一位伟大的钢琴家打交道吗？"内心深处，我的回答是否定的。当然，这个男孩的水平很高，足以成为一名优秀的钢琴教师。只不过关于这个职业，男孩在第一次见面时就说不感兴趣。

读者朋友们到这里可能会有一些疑问：心理治疗不能改变这个男孩吗？作为理疗师，我是否该让他放弃学业，他很可能就要取得成功了。然而，他是不会成功的。哪怕侥幸通过了考试，他的内心也会一直沮丧、失望和矛盾。

精神分析治疗带他走上另外一条道路，让他醒悟，并睁开双眼，认清自己。人真正了解自己并不容易，所以他也曾错误地树立理想，并且全力以赴地去实现他原以为正确的目标，但事实并非如此。到二十五岁时，他右手的两根手指在演奏时无法像其他手指一样灵活，他的人生从此彻底转变。

他离开音乐学院，开始给学习有困难的孩子上辅导课程。他工作的领域与音乐无关，但却开启了新世界的大门。高中后他曾学过一些教育方面的课程，他又继续进行了系统的学习。

现在，他是一名小学教师。他遇到一位和他年龄相仿的女士，结了婚，两人刚刚有了一个孩子。

最近，我收到他的来信："我的生活非常幸福，因为我真正做着自己。我会同各种各样的人接触，音乐让我在各方面受益良多，一切都很美好！"

是啊，他的人生经历曾那样坎坷。当然，如他在信中所表明的，音乐方面的学习最终不会是浪费时间，生命中的每一段弯路都会是一堂课程。

他还是会弹琴，但只弹给自己或家人，还有喜欢听他演奏的人听。至于他的手指，我想应该没有那么不情愿演奏了吧。

小天使的影响

这是位年轻的女士，三十五岁上下，她跟我说："我很幸运，有一个非常幸福的童年。我们住在波尔多的海边，父亲是一家工厂的老板，母亲是全职太太，有充足的时间陪伴我。我很爱我的父母，对我而言，没有什么事比让他们满意更为重要。但有一个问题：我父亲，可能是出于性情，也可能是因为他的戎马生涯，他很大男子主义。怎么说呢，他人一点都不坏，只是行事执拗，什么事都绝对不会妥协。他性格霸道，极具控制欲。他会用棍子指挥我，就好像我是他的一个小兵，而且他希望我样样都领先。而母亲则用她的温柔和温暖来弥补这一切，她对我或许才更像对待一个小孩。"

玛丽安娜平静下来，抬起眼睛看了我一下。她是位钢琴家，在音乐学院教书。然而近两年来，她有一只手不听她的使唤。这使她非常担心，害怕学生、同事知道，更担心不知不觉中，自己的音乐生涯就此终结。

"您知道，我搞不好会丢了工作，我非常需要您的帮助。"

我让她试着弹一下钢琴，而她确实无法正确地演奏：右手颤抖，动作不受控制，手指不听使唤。

"这就好像我正在经历某种内心的崩溃。"她神情沮丧地停止了演奏，说，"我已经筋疲力尽了，经常很烦躁，很累……"

我跟她说：这种内心的崩溃反映在她的体态上，肩膀紧张，含胸，甚至还反映在衣着和发型上。这个年轻女人的一切都体现了"极端状态"。

我们决定先对右手做康复。因为她所住的城市离我这里往返需要四个小时的火车车程，我们协商后，决定每两个月做一次加长诊疗。

不久之后，我们开始进行恢复训练。玛丽安娜按照我的指示，试着纠正她的姿势，提高演奏的精确度，这与手心的位置、内侧肌肉的力量，以及外侧肌肉的自如程度都有关系。

我告诉她："演奏音乐的运动机能和敏感性在于协调，因此重要的是要尽可能的动作协调。您的病是功能性肌张力障碍，这病一直以来都不太好治。但是我相信我们能行。我们需要做的是打破横亘在身体和精神之间的恶性循环。"

几个月过去了。随着诊疗的进行，玛丽安娜讲述得越来越多了。一天，当我们纠正她手的姿势时，她再次与我谈起了她的父亲。

"我告诉过您，对吧？我父亲是一个极端独裁的人。我小时候，他总是一厢情愿，想象着我在那些完全不适合我的领域取得成功。比如，让我学管理。他竟然看好我在商界的发展！不可思议……那时，我还是个孩子，是他的女儿，我本来是想讨他欢心，但做生意真的根本不适我。对于我在艺术上的抱负，他完全不会关心。我为此感到很痛苦，觉得自己根本无法达到他的期望。我很懊恼，母亲也尽力安慰我，但我没能好多少。"

"不管怎么样，您还是成了钢琴老师。"我说。

"是的，正是这样，最终我还是成功了。尽管我的热情常被当头浇上一盆冷水，但我知道该如何让自己的兴趣和愿望得到认可，因此我战胜了父亲的保守，走上了这条对我来说弥足珍贵的道路。我很幸福地继续了音乐学业，甚至成功到音乐学院任职。我跟您保证，这是需要一定水平的职位！所以，可以说，我跨越了所有阻挡我演奏以及教授钢琴的障碍。"

这是我第一次听到她用高兴的语气谈及钢琴。

她继续补充道：二十岁时，她遇到了她的真命天子，两人结了婚。几年后，又跟着他一起来到了他的家乡。他虽然在商业领域工作，但一下子就不可思议地理解了妻子在音乐上的感受。

这期间，唯一的问题是婆婆搬到了附近，并且不断地出现在他们的生活中。

"我必须向您解释一下：我之前很少见到我婆婆，她有点强迫症，甚至可以说超级强迫症。"

"哪方面的？"

"她一住到我们隔壁，我就意识到将会发生些什么。从那天起，每次她都会连招呼都不打就上门，抓住一切机会对我操持家务的能力发表意见。在她看来，得把一切都做得很完美。她指出我的各种缺陷和不足，教我如何改善自己。事实上，她简直是在给我下命令！她想控制一切。在她眼中，我从来都照顾不好她儿子，公寓也不够干净……"

"显然，您的婆婆在您的生活中扮演了您父亲曾扮演过的角色……"

"是的，确实如此，我很清楚这一点。我婆婆完全和我父亲一样专制。简直让人活不下去！我不想重新回到那种状态。这种关系本就是我最想逃避的。在她看来，我在音乐学院做老师这件事根本就不值一提。对她来说，唯一重要的就是操持家务！真的是这样，对她来说，我只不过是个小保姆。当着我丈夫的面，我又不能把她撵走，我能怎么办？您知道吗，我对她的仇恨甚至蔓延到了整个城市，真的已经到这种程度了。我恨这个城市！在这里，生活让我窒息。"

"您和您丈夫的关系呢？"

"幸好和我丈夫还不错，我们夫妻关系很好。否则，我会彻底疯掉的！尽管如此，还是……这么说吧，我们几乎没有隐私，根本没法忽略我婆婆的存在，她就好像在自己家一样。我们不是两个人一起生活，是三个人！而且在三个人当中，我还是那个要打理一切的小保姆。此外……"

"嗯？"

"我们搬进去后不久，有了第一个孩子。我们之前就很想要个孩子，他的出生给我们带来了巨大的快乐！

虽说怀孕过程太可怕了，但宝宝是对我所有辛苦的奖赏。九个月以来，我觉得自己就像死过一场，这种感觉有点怪异，但与此同时，一想到孩子即将出生，我又感到非常高兴。宝贝是个男孩，他出生的时候，我有一种成就感和满足感。简直太奇妙了！我一颗心全扑在了儿子身上，全心全意地照顾他。"

她笑了起来，是那种苦笑。

"您在笑什么？"

"我婆婆终于能满意了。从那以后，她看到我按她希望的那样，仔细地照顾孩子，做着各种家务。"

"您也像父亲、婆婆一样苛刻地对待自己了吗？"

"是的，有点不可思议，尤其是我变得和她一样有强迫症！特别是从我们生了第二个孩子开始。老二是个女孩，这让我们很满意，还能有什么比这更美好的呢？我很爱儿子和女儿，不分伯仲。现在，为了他们，我觉得自己有责任始终做到最好，否则我会特别内疚。"

"钢琴呢？"

"钢琴？哦，它完全靠边站了。现在我几乎不再练琴。孩子们占据了我全部的时间和注意力。我想成为一个好母亲，最好的母亲！相比之下，钢琴完全没有意义，它不过是我谋生的工具，是生计。"

玛丽安娜顿了一下，继续说道：

"但是，我右手的问题没有减轻，相反，情况恶化了。这么久地把琴扔在一边，我的演奏水平自然是退步了。有一部分技巧现在已生疏了，这也是意料之中。"

又过去了两个月，我们再次见面时，玛丽安娜跟我描述了她最近做的一个梦。

"我儿子坐在钢琴边。"她开始说，"一位年轻老师给他上课，我在一边旁听，满是羡慕，因为这个人弹得很好。我被他的状态触动了，很吸引我。他很放松，也很自在。另外，他们两人演奏时显然都很快乐，很有感染力。我只是看着他们就已经幸福得不行了。"

"是因为终于有一次，人们对您所选择的职业持积极看法了吗？"

"是的，对钢琴、对音乐的积极看法。而且还是男性的看法。显然，这个梦与我之前熟悉的一切截然相反。这位老师一点也不死板，相反，他身上有一种自由的东西，和我父亲的严苛形成了鲜明的对比。他会观察，认真听我儿子演奏，但气氛一点儿也不压抑。这对我来说是全新的体会。后来我醒了。"

"这个梦对您产生了很好的效果?"

"嗯,醒来后我很开心!就好像这个梦为我展示了一种可能性,将两个方面融合起来,一面是女性的音乐气质,另一面是一点男性气质,可能是我父亲的遗传。但是接下来的某天晚上,我做了另一个梦,它削弱了第一个梦带来的积极影响。"

"跟我说说吧。"

"嗯。"她笑着说,"第二个梦有点像是对第一个梦的报复。梦里是这样的:突然间,我发现自己面前有一只巨大的狼狗,扑过来,咬住我的胳膊,扯掉了我外套的一只袖子……太恐怖了!显而易见,后果很可怕:我永远不可能继续弹琴了!我的胳膊将只是挂在肩膀上的残肢……然后,突然,我儿子的钢琴老师出现了!我寻找着狼狗的眼睛:它消失了!或许它是我自己攻击性的化身?是我一直以来对自己某些方面不满而充满的愤怒?"

"狼狗象征着您迄今为止被压抑的攻击性?"

"对的,很有可能。也许它体现了我自我毁灭的那部分。"

玛丽安娜和我花了几分钟回想所有和狼狗有关的象征意义，在所有神话中，它都与野蛮，与动物的冲动，与它所吞噬的一切有关。

她喃喃低语："或许狼狗真的吞噬了我的女性气质？我被攻击、噬咬，失去了手臂的功能……失去了这个对我来说必不可少的肢体。我原本依靠它来达到一种平衡，包括内心的和谐。"

我注意到，这一刻玛丽安娜以一种完全放松的方式跟我谈话。完全没有，或者说几乎没有我们第一次见面时，我所感受到的那种攻击性。

"如果我说的没错，"她总结道，"迄今为止，我对自己的要求都很严格，我对自己像这只狼狗一样残忍。"

几个星期过去了，我再次见到玛丽安娜。

当她出现在我面前的时候，我立刻感觉到她更加快乐了，应该是发生了一些事情，她急切地与我分享这些经历。

"自上次从您这里回去，"她告诉我，"每天晚上哄孩子睡觉时，我都会给他们弹一会儿琴。从技术上说，主要用左手，但我也会时不时用右手在键盘上弹几个音符。孩子们着迷地听着我的演奏！这对于他们、对于我来说都太棒了！您有没有意识到，在此之前，他们只知道我是一个……"

"家庭主妇？"

"是的，家庭主妇！他们看到我对家务那么着迷，以至于他们从来没想过我能在琴键上飞舞我的手指。"

"您的孩子会以新的眼光看待您吗？"

"对，全新的！"

玛丽安娜在我面前变得很活跃，表现出一种我之前没见过的活泼。看到她这么快乐我很高兴。我也能想象出她的孩子们：突然之间，在他们眼前出现了一个新的妈妈。在此之前，他们从来没有留意过妈妈真正的个性和其他的方面！他们发现她身上充满了他们之前所不知道的潜力。而玛丽安娜在他们的目光中，再次体会到那种奇妙的感觉：孩子们在听她弹琴！当她的手指在琴键上跳动时，他们的专注和着迷让她很陶醉。她很高兴，他们的快乐让她欣喜若狂，那是听到钢琴中飘出的美妙音符时所表现出来的快乐。对于她和孩子来说，这是一个新发现：面纱揭开了，母亲和她的两个孩子得以建立新的连接，将他们带入了一个由快乐、喜悦和爱所构成的世界。

玛丽安娜跟我诉说的这些让我很感动，我们的付出终于有了我们都可以感受到的效果。"这太完美了！"我向她表达了我的惊讶，这并非装腔作势，因为我的快乐和她的快乐一样强烈而真实。

她同样感到十分惊喜，她跟我说："这种快乐实际上很容易就可以得到，太神奇了。"

随后，她告诉我，因为得到孩子们的鼓励，她自然而然地越来越敢于用右手弹奏，尽管还是需要用左手确保最核心的节奏和旋律，可她已经进步很多。许多感觉回到了她右手的指尖。音乐涌出，在房间中流淌，孩子们赞叹不已。在他们看来，世界上没有任何一个演奏家能和他们的妈妈弹得一样好！她刚弹完一曲，他们就要求再弹一曲。于是只好把上床睡觉的时间推迟了一点，又演奏了一首小奏鸣曲。当孩子们沉沉睡去后，妈妈的音乐还在他们的脑海和心灵中回荡。

玛丽安娜继续说："很奇怪，在这种时候，我又找到了自己年少时的感觉。我又找回了马拉美笔下那种

'神圣的快乐'，那种儿童般的快乐。"

我们再回过头谈到玛丽安娜强迫症的一面，我们可以把它称为"固执的激情"，这东西逐渐地侵袭、控制了她，难道不是吗？因为她总是无意识地相信这是她性格中的另一面。难道不应该让这种"执念"烟消云散吗？只有这样，她才能重建完整的自我，才会将她自身的各方面能量重新整合在一起。

两个月后，她带着第三个梦回来了。

"这太不寻常了。"她说，"我在家，在这个我不喜欢的城市。突然地面开始摇晃。我预感到会发生很可怕的事情。毫无疑问，是地震。它将把整个城市夷为平地，建筑物、房屋一切都将坍塌，我们将会被瓦砾和碎石吞没。我的预感特别强烈，所以当机立断。我召集全家，孩子们、丈夫，甚至（她开始笑）还有我婆婆……"她以幽默的口吻继续说道，"我们逃走了，跑得远远的，一直跑到了地球的另一边。在那里，令我惊讶的是，我发觉自己头朝下走路。我不明白：我怎么没掉下去，我怎么可能把世界颠倒过来呢？我从来没有想过会有这种可能！但事实就是这样！"

"彻底翻转了视角。"

"是的，除此之外，我发现实际上什么都没变：我的生活在继续，一切十分正常。我在家人身上看得很清楚：丈夫，孩子，所有人都觉得这种情况很自然。"

"因此，这是一个美妙的颠覆，它重新建立了更加自然而然的秩序？"

"是的，我们和理论上的自然规律背道而驰，就是这么回事。而最终，这才是正常的。完全翻转过来了，但我没死，我爱的人也没死。在某种程度上，就好像我终于成功地与我的另一部分融为一体，在此之前，我一直认为这部分和我格格不入。"

"您甚至带着您婆婆一起。"

"是的，甚至带着她！"她笑着说，"毕竟，她也是这个家庭的一员。"

在我看来，在这个梦中，玛丽安娜又恢复了她的大度，恢复了她作为女人和母亲的情感状态。她的梦不正是精彩的见证吗？表明她有能力保护她所有珍爱的人，将他们放在自己的羽翼之下。这是一个重要的里程碑，我的心中充满了希望：玛丽安娜未来仍然能够继续自己的道路。我很期待她将会为我们的下次会面带来些什么。

我没白等！这一次，玛丽安娜从新的梦中带来了真正的宝石。

"在梦中，我死了，躺在棺材里。突然，一群小天使来到我身边。他们笑了，笑得和围着棺材的孩子们一样。他们抬起棺材，把我带上了天空。然后，我也开始笑，因为他们的笑声很有感染力，而且能去天堂也让我特别开心。这些小天使有了更进一步的动作：他们将我从棺材中拽出来，我在他们的陪伴下越飞越高，在一片极为纯净的蓝天中飞翔。"

玛丽安娜和我花了几分钟分析这个梦，它完美地呈现了宗教仪式的片段，同样综合展现了来自各种文化和文明中的很多神话故事。这是一个有决定性意义的瞬间，荣格曾经特别对此做过大量研究。玛丽安娜告诉我的正是一个象征性的死亡和复活的故事。她自己的故事！

"就仿佛您正在进入新的生活？"

"是的，进入新生活，它彻底揭开了神秘的面纱。

这真的是一个重获自由的梦，重新获得精神上的自由。这些小天使！我被他们托着，就像被我的孩子们簇拥着一样。自从每晚睡觉前坐到黑色的钢琴旁，他们就是这样簇拥着我的。在过去二十年里，钢琴曾成为我的枷锁和棺椁。而现在，它重新成为音乐盒，恢复了它真正的功能。"

从那之后，玛丽安娜的右手给她带来的麻烦少多了。明明是一场关于地震的梦，却让她走上了与自我和谐相处的道路，这有些违背常理，但它却真实发生了。在接下来的八个月里，她还是会花大量时间弹琴，但这丝毫没有影响到她对孩子们的关注，也丝毫没有影响到她让他们被爱所包围。相反，她与孩子们相处时迸发的快乐滋养着在键盘上弹奏的快乐。她进入到一个活力四射的阶段，非常积极、富有创造力。她作为艺术家的气质和作为母亲的角色之间不再分裂。所有的重负都飞走了！

心理分析即将结束。巧合的是，音乐学院刚刚举办了一个比赛，获胜者将得到一个职位。玛丽安娜渴望得到这个职位，因为这样就可以教更高级别的班级。也就是说，去培养那些要走上职业道路的音乐家们。在这之前，她只教年轻学生，所以竞争这个职位对她来说是个巨大的挑战。不过，毫无疑问，她一定能够挑战成功，因为她的能量已不再受到束缚！果然，她在比赛中胜出，这个职位是她的了，她再也不会被负能量打倒。

这个相对短暂的治疗结束了。到现在已经过去了两年，我一直和玛丽安娜保持着联系。一切都很好，她很幸福。那她右手的问题彻底消失了吗？没有，但是没关系，哪怕表现出来，症状也比以前轻多了。只有当她有压力或者遇上一些特别难的乐段的时候，偶尔会有些小问题。

她告诉我："在这种时候，我的演奏会有一点点困难，会觉得稍稍有些紧张，但发生这种情况的时候，我会设法集中注意力，让自己的内心处于一种快乐、喜悦的状态，这真的可以帮我克服障碍。"

我说过，没有什么比完全消除功能性肌张力障碍更难的了。在玛丽安娜的故事中，除了严格的物理治疗和康复训练之外，事实证明，对精神因素的探讨和分析有决定性的意义。她的案例和很多其他人的一样，都在充分表明：精神分析和生理疗法并不是彼此敌对的，既不能分离也不能割裂，而是要结合起来。我觉得这里似乎暗含了对这类问题的解决方法：在玛丽安娜的梦中，她的身体最终被天使带走，也就是说，被某种精神实体所带走。那在解决这类问题时，我们是否应该更加强调精神在其中所起到的作用呢？

一团糟的女士

丹妮拉的大包里总有各式各样的东西，她从包里拿出一张小黑胶唱片，小心翼翼地放在我刚从储藏室的柜子里翻出来的古董电唱机上。唱片开始旋转，起初很慢，后来越来越快……于是，她又小心地将唱针放在正确的位置：黑色沟槽的边缘。一个声音，一个深沉优美的女中音在安静的房间中响起。音乐徐徐展开，我陶醉在歌声中，不是抒情音乐，而是宗教音乐。这是我特别欣赏的音乐类型，因为对我而言，它诠释了音乐的本质。

我感觉到这一刻对于丹妮拉很重要。听完 A 面，我们翻到 B 面。我注意到她的幸福模样。这种幸福源于一个很简单的事情：有人在她对面全心全意地聆听着空气中飘荡的音符。我们听到的正是她的声音，丹妮拉的声音。十几分钟后，音乐停了，她容光焕发，说："您同意吧，这位歌手的唱功非同一般！还能想象比这更美妙的嗓音吗？好多年以前，我灌了这张唱片，它代表我生命中最辉煌的一段时间。那时候，我还举办过很多场音乐会。而且我觉得人们很乐意来听我唱歌。从三十岁到四十岁，这是我全部的生活。多亏了这副好嗓子，我才能在舞台上表演。没什么能比与观众建立起联系更让我高兴的事了。我成了一名真正意义上的摆渡人，是他们和神之间的信使。我无法想象还有什么事能比这更令人激动。我就像巴赫、莫扎特一样，简直是得到了众神的垂青。那时候我状态特别好，毫无疑问，我会成就一番大事业。"

这时，一丝阴影从她的脸上掠过，她继续说下去，但语气变了，突然之间充满疲惫。

"可这只持续了一段时间。忽然有一天，我失去了原本的嗓音，我不知道这究竟是怎么发生的，以及为什么会这样。我的嗓子不再听使唤，它再也不是之前那个曾经出色地为我服务的美妙乐器了，我的歌唱生涯很快像泡沫一样破灭了。我的嗓音抛弃了我，就在它即将带我去实现梦想的那一刻……我现在已不再信任它，我陷入了绝望。身边的人跟我说：'丹妮拉，你已经四十岁了，你应该为这些年的成就而感到高兴！毕竟，你还是为大公司录过一张专辑的，你的才能得到过认可。现在你都快更年期了，进入到一个女人新的生活阶段，你得认命，老伙计。'"

丹妮拉在我面前笑了起来。

"这不是胡说八道吗？现在那么多伟大的女歌唱家过了这个所谓的该收山的岁数，不是也在继续追求她们的事业吗？我的歌唱生涯就这么收场了，我真是没用。我真的很渴望继续唱歌，我鄙视自己就这么可悲地失败了。"

说到这儿，她哭了，一边抽泣一边说："在您面前这样哭，太丢人了。我在浪费您的生命，是不是？为什么您要跟着我一起浪费时间？您不必这么做。这一切都无济于事了，我彻底废了，一无是处，就这样了。"

忽然间，她站起来，看着我的眼睛："我太蠢了！我本该做得更好的，就保持咱们刚认识时那个样子，您还记得吗？我并不是像现在这样，总哭哭啼啼的。"

那一瞬间，我的思绪回到了过去，仿佛又看见丹妮拉第一次见我时的模样。当时我每周六上课，大班教学，要持续十周，课程的内容是音乐专业同学需要注意的一些要点：养成良好的姿势，控制压力，克服怯场，更好地将肢体动作与情绪相结合，等等。那时身为音乐学院钢琴老师的丹妮拉参加了这个课程。她刚来的时候热情洋溢，和眼前这个颓唐沮丧的人形成了鲜明的对比。五十多岁的她跟着大家一起上课，我们师生总共十几个人，课堂氛围很轻松。丹妮拉和我，和其他同学都相处得很好，是最好相处的学生之一。她的钢琴技术十分精湛，演奏时乐感很强，只是略微缺乏钢琴演奏的结构感。

丹妮拉总是充满激情地来上周六的音乐课，有时候我甚至都觉得她过于兴奋了。她情绪高昂，课上特别活跃，喜欢插嘴说上一两句评论。说实话，她的评论都很中肯。唯一的问题是她的发言过于频繁，有点影响到其他同学。只要丹妮拉在那儿，你就不可能忽视她的存在！

当然，我试着控制这种情况，我处理得很有分寸，因为丹妮拉和我很有共鸣。我特别喜欢她，真的很喜欢。她热情、外向，而且一点都不自负，完全没有居高临下、盛气凌人的那种态度。相反，她对每个人都非常友好。看得出，她的情感需求很强烈，很想得到爱。当然，我曾怀疑过她在家里是否受过什么伤害。但我从来没有想到，有一天我会在诊所中看到她陷入这么可怕的痛苦当中。

　　每次见面我都能更多地了解她。她从未结婚！当然，她谈过几次恋爱，但都没有特别认真地交往，从来没能建立起一段长久的关系。她爱上的男人都有点边缘。"拯救"他们对她来说更重要。她不怀疑他们拥有宝贵的创造力，如果好好利用这些创造力，他们会成为优秀的人。

　　有一天我们闲聊的时候，她跟我说："话说，我最想帮助的人，也是我在这个世界上最爱的人，是我妹妹。"

　　"您妹妹？"

　　"是的，我妹妹。我们的童年很不容易。我们在一个小村庄长大，处于社会底层。我父亲是工人，他是一个有暴力倾向的人，冷酷、粗暴，甚至有些坏。"

　　"可能是因为在内心深处，他是一个弱者。说出来可怕，有一天，我在我母亲的床下发现一些虐待狂的玩意儿，应该是放在那里很多年了……说这些是想告诉您，我父亲究竟坏到什么地步！我母亲非常善良。为了保护我们两个小女孩，有时候会和他争吵。但面对我父亲，面对他的暴力，她的话怎么可能有分量？父亲怒火中烧的样子很可怕，他经常将我们一顿暴揍，或用脚踢我们。他从来没说过一句好听的，在他眼里，我们一无是处。我们一直生活在恐惧中，我不知道自己从哪儿来的意志力坚持学习，也许是觉得必须得离开那里吧。"

"您同时还想帮助您妹妹？"

"是的，我曾以为我能做到。她很小的时候就开始吸毒。我尽一切努力阻止她，但没有成功。二十岁的时候，我们不和父母一起住了。我经常给妹妹打电话，但我们的通话永远都会演变成一场灾难。她生日时，我送她礼物，她打电话跟我说，没有比这更糟糕的礼物了！好吧，就是这样，好像我想帮助别人的时候从来都不会奏效。对我的学生来说也一样，我竭力想让他们体会到音乐的乐趣。我跟他们说，他们不知道能在一个和音乐世界一样美好的环境中生活、工作、完善自我是件多么幸运的事呀！我很明白自己说的是什么，要知道，这一切是我付出了多少努力才明白的，可他们似乎并不感兴趣……"

"真的吗？"我很奇怪。

"真的，但很可能是因为我教的是把钢琴作为辅修课的学生。"她说，"可以这么说，我是一个不那么重要的老师。在这方面，我真是一败涂地。我学生的专业是演奏小提琴、低音提琴、竖笛……钢琴对于他们只是练习的一部分，一个不怎么重要的学科，他们根本不在乎。当然，也不是所有人都这样，但至少相当一部分人是。我认为这种对待学业的方式和态度对音乐来说是一种亵渎！很可耻！"

她接着又跟我谈到了她的公寓。她非常喜欢那里。但在她描述的时候，我意识到她的公寓乱得可怕。倒不是脏，洗碗槽里并没有堆满碗筷。相反，丹妮拉是一个很爱干净的人，哪怕只是稍微溅了一点咖啡，她都会彻底清洁燃气灶。可怕的是，她的公寓非常凌乱，这无疑反映了她本人内心的混乱。公寓本身拥挤不堪，塞满了多余的东西。她买了太多衣服，放得到处都是，也不管衣橱是否塞得下。她买了太多的食物，以防突然有人到她家吃饭，比如她的学生。光通心粉就有好几公斤，另外，还有大量擦好丝的奶酪……

她内心的混乱不但体现在她的住处，也会在我们的课上表现出来。丹妮拉在自己的座位上扭来扭去，动个不停，一会儿将双腿搭在扶手上，一会儿又搁到地上。她时常从座位上起身，蹲一会儿，再站起来，再坐下。此外，还有她的头巾！她不停地解开那条用来包头发的大头巾，然后再系上，每堂课至少折腾十来次。她动啊，动啊，动个不停！她过来上课的时候会带着从邻近市场买的胡萝卜汁或西红柿汁。我暗想：像她这么动个不停，很可能会把杯子弄翻。所以我很礼貌地请她小心一点，她会反复道歉，但下堂课依然重复同样的闹剧。我很犹豫要不要再跟她说"小心点"。我以前喜欢丹妮拉，现在仍然非常喜欢。但因为她自己很没自信，所以我很小心，尽量不说那些有可能让她觉得被瞧不起的话。所以每次上课都变得很难办，我得一直努力寻找平衡。我意识到这也正是丹妮拉需要的：找到平衡和稳定。

她去逛菜场的时候总是很引人注目。比如她穿着一条长裙和一件外套，颜色是那种艳丽的粉色、橙色和深绿色。她跟我解释说自己穿的是民族服装，她在头巾上插着鲜花，耳朵上戴着大耳环，脚上会出现凉鞋、运动鞋，甚至露出厚袜子的草鞋。她也从来没否认过自己出身于农村。没错儿，我们从来没见过她穿皮鞋，她是个农村人，必须得让她能舒舒服服地走路！

对于那些卖水果蔬菜和其他东西的小摊贩来说，她可是理想的客户。从一个摊位逛到另一个摊位，她很容易地就能和每个人都处得很好。对她来说，这样聊天会让她很开心，在露天的市场里完全不必客套。她觉得交了朋友并建立情感联系就是她迫切需要的。不买东西就走？她可做不到，因此她买得远比自己需要的多得多，她认为必须付出代价，才能让摊主将注意力长时间放在自己身上。因此，她回家的时候，包里的东西总是满得要扑出来。

因为从来没有任何学生来家里做客或者邀请她去，这些存货就变成了放在厨房桌椅上的静物。她孤独地一个人过着周末，大多数时候一整天都窝在床上。她突然变得很贪吃，她吃了又吃。一边看言情小说，一边躺在床上吃零食，很显然，她的体重超标和这些有关系。她心里明白那些小说故事有多愚蠢，但依然囫囵吞枣地读着，这让她在对自己不满的时候还能有一丝慰藉。刚刚合上书本，她就有种罪恶感，和吞下一整板巧克力的感觉一样，她惊呼道："天呐！我太蠢了！"马上又翻开下一本书。于是，她的周末就这么度过。久而久之，她的人生也是如此。

她跟我讲了一个反复出现的梦，每次只是稍有变化：她邀请了两百人到家里举行鸡尾酒会，当然，也可能是个盛大的招待会。虽然她精心准备了一切，但晚会从一开始就一团糟：人们来的时候连招呼都不和她打，到处乱走，大声喧哗，对她的意见置若罔闻，在沙发上睡觉。尽管她不允许这些人在她家里抽烟，但他们还是一根接一根地抽。她无法应对这种混乱的场面，简直可怕极了！甚至那些人在离开的时候连再见都不说。她发现自己不得不随他们去，但有种绝望的感觉。

我会把那些闯入她家的人，那种形形色色、无法控制的状态和她本人的各种情感联系起来。这些情感经常让她不知所措，并导致她极度兴奋或者极度抑郁。这个反复出现的梦绝不是无关紧要的，因为它往往以自杀的念头结束。

她多次告诉我她想要这么做，这对我来说一直都很棘手，因为没法保证她不会在哪天付诸行动，尽管我的直觉告诉我她不会那么极端。但，我能相信这种直觉吗？不能，所以我非常认真地对待这件事，并且一直盯着丹妮拉。

她告诉我："昨晚，我又做了一个自杀的梦。平时我很恐高，尽管如此，在梦中，我还是沿着铁塔爬了上去。这并不容易，但我有乡下人结实的身板，我很强壮，还爱运动。在梦中，我非常坚定：一旦爬到这座塔的顶部，我就会跳下去，一切就都结束了。所以，我爬啊爬……最后，爬到了顶点。突然之间，我开始哭泣，我哭了。我不能就这么跳下去，我不希望我的生命像这样终结。"

当她跟我描述梦中经历的时候，情绪再度爆发，她哭了起来。

"最后，我没有勇气……我又从铁塔上下来了……"

她从塔上下来，在我看来这是一个模糊的信号，让我放心了些。我着手和她一起探讨，不自杀这个决定中所包含的积极因素。

我们难道不该把这个梦解释为她在尝试实现绝对的理想吗？她认为，在做歌手的那些幸福岁月中，在公开演出的那段日子里，她曾达到过理想；但现在，理想已是遥不可及，她感到力不从心，似乎只有死了才能一了百了。

说真的，她究竟为什么想终结自己的生命？

生活，或只是她的死亡冲动？反复出现的梦境，表达的不更应该是结束自己的痛苦吗？一直以来，她的痛苦与内心失衡有关。

她喃喃地说："死亡，对我来说或许是逃避昙花一现的手段，昙花一现，荣格也提到过。"她继续说道，"我这一生仿佛是在按照剧本生活，上一集和下一集之间没有半点连续性，我从一个阶段直接跳到另一个阶段。我的生活就像一部肥皂剧，好吧，甚至连肥皂剧都不是！或者是一部无厘头的肥皂剧。剧集间没有任何逻辑关系。我想我在等待着什么。究竟是什么？我还在等什么？不是钱，也不是实际的帮助，不是！我在等……"

"什么？"

"我在等……有人帮我，是的，肯定是这样，我真的在等人来帮我。"

几周过去了。

有一天，丹妮拉像往常一样坐在座位上。我已经习惯了她坐在我面前时那些疯疯癫癫的行为。这一次，她蹬掉了她的大鞋子，脱掉袜子，用指尖抠着脚底板。我内心微微一笑：她的方式和她的民族服饰一样接地气。

她开始说话："在最近一次的梦中，我出现在山中的一条河边，河两岸满是被水流冲刷得很光洁的大石头，一直绵延到水中。我站在这些光滑的大石头上，很害怕附近的水流会把我卷走，那可是股强大而可怕的力量。我的母亲和其他人无助地在岸边看着悲剧将要发生。母亲想帮我，但她自己吓瘫了，虚弱到没法儿来救我。她大喊：'丹妮拉，我实在没办法，你自己要想办法搞定。你可以的！'周围那些人说：'丹妮拉，要救你太困难了，我们没办法。'他们完全帮不上忙。我觉得自己正慢慢滑进一个可怕的深漩涡。我有了自杀的想法，这个念头再一次倾轧着我。是的，我在那里，在光滑的石头上，放弃挣扎，准备自杀，反正也没有任何人做任何事来救我。"

这一次，丹妮拉再次落泪。这个梦是不是唤醒了她童年时的感受？面对父亲的暴力，母亲没有能力保护她们姐妹俩。似乎有很多可能的解释，我们试着去理解它。正如我们所知，水往往是无意识的象征，在水面下隐藏着整个真实世界。无法控制的洪流威胁着丹妮拉，要将她卷走，这不就是情绪、情感极为混乱的表现吗？那些被冲刷得光滑的岩石，如此容易打滑，又代表着什么呢？它们的象征有点模棱两可：一方面，它们的厚重坚硬似乎提供了一个可靠的避难所，是暴风雨中让人安心的地方；另一方面，它们又太滑，几乎没有可以抓握的地方，很危险。将岩石和稳定性联系起来，这让丹妮拉特别惊讶。

"您知道，"她对我说，"我讨厌一成不变，很讨厌。稳定的生活必然是平庸的，这一点让我难以忍受。这些光滑到让人脚底打滑的鹅卵石，哪怕很危险，依旧美丽，非常诱人，它们似乎在召唤我。我想走上去，把脚放在它们身上。它们是那么美，被岁月打磨得很光滑，应该说这些被岁月冲刷的鹅卵石很完美。"

"它们符合您对绝对和完美的看法。"我说。

"有可能。"

"但您为什么十分讨厌稳定的生活呢？您真的认为一个人在不稳定、混乱的状态下生活得更好吗？"

丹妮拉没有回答。我看得出她在反复掂量这个想法。我继续说道："您认为极致的状态必然会让生活更美好、更丰富多彩吗？您不觉得您将这两件彼此不相关的事混淆了吗？"

她继续思索着我说的话，然后说："这个梦之后，我又接着做了另一个类似的梦。还是在山里，雪下得很大，突然间我遇到了雪崩。我躲在岩石下，大雪滚滚而下，从我身边绕过去，没有碰到我。这块石头保护了我，救了我的命！"

"说到这块岩石，您知道用它来保护自己。您不觉得在这个梦中，您做了个聪明的选择吗？"

她有点惊讶地回答："对啊，确实如此。"

接下来的几周里，她继续重新思索自己内心深处的混乱，在此之前她从没有真正意识到这一点。她清楚地看到，这种混乱影响了自己生活中的所有行为。强迫性地买东西，囤积各种日用品、衣服，所有这一切难道不是来自她情感的混乱和内心的空虚吗？

今天早上，和往常一样，在来我的诊所之前，丹妮拉经过花卉蔬菜市场。她总是穿着色彩鲜艳的衣服和厚重的鞋子。对她来说，这些代表着她属于大自然，她永远不会否认自己的农民出身，所以在市场的摊位前溜达，让她有种如同在自己家一样自在的感觉。当然，很长一段时间以来，她都住在城里。现在，她和以前一样，从一个摊位走到另一个，手里挽着大包。她希望这只大包被装得满满当当的，这么大的包能塞下好几公斤的东西！

她准备掏出钱包。摊主太热情了！那些西红柿真漂亮！可是，她突然停下来，开始哼唱。当然，不是巴赫的大合唱，而是一种轻快的调调，是她的即兴创作，充满了生机和色彩，很符合市场的喜庆气氛。

"西红柿，不买了？"摊主有点意外。

"不买了，您别介意。"丹妮拉说，"西红柿不在今天的计划中。哦，当然它们很吸引我，很漂亮！要是我今晚做面食的话……是的，如果今晚我有客人，十几位客人，我会让他们尝尝您的西红柿。但我今晚没有客人来，所以……我们总不能把想要的一切都买下来，对不对？"

那个男人笑了，幽默风趣地说："要是这样的话，我们可怎么办？如果人们来菜市场只是为了买东西，那太可悲了，和去超市有什么区别。人们来这里也是为了感受聊天带来的快乐。您知道，我很喜欢跟您说话。能和人聊聊天，这是我们这一行最酷的地方。当然，您不用觉得有义务买任何东西！菜市场是个快乐的地方，来这里的每个人都很自由！所以不要担心。每次看到您的包塞得那么满，我都想知道，您怎么才能吃掉这些东西。说到西红柿，您是我最好的顾客，您打破过购买纪录！"

然后，那个男人大笑起来。

丹妮拉和他一起大笑。她很信任这个男人，她告诉他："我要跟你说个小秘密，我找到了一个窍门来抑制我的购买欲。"

摊主很好奇，装出惊慌失措的样子："窍门？怎么回事？什么窍门？"

"有个经常和我见面的聪明人给了我个建议。她知道我喜欢疯狂地购物，她跟我说：'丹妮拉，你必须用另一种乐趣去替换这种乐趣。生活中还有其他什么让你觉得快乐的？''唱歌，'我说，'只有唱歌才能让我快乐！''那就唱吧！一旦觉得想要买东西你就唱歌。'"

摊主看着她，满脸惊讶，脱口而出："啊，窍门，这还真是个窍门……"然后，他弯下腰，趴在西红柿摊

155

上，靠近丹妮拉，在她耳边悄悄说："是的，这真是您找到的好窍门，但拜托，答应我不要在市场上兜售这个窍门啊。否则，我们都要关门歇业了！"

丹妮拉开始大笑起来，跟他告别："下次见。"然后挥着手离开他的摊位，继续逛，从一个摊位走到另一个，仍然哼着歌，经过摊位的时候摸摸水果和蔬菜，但只是看看而已。

她又想到了前一天，那天很美好，她工作相当顺利，在音乐学院和学生们相处得很好。那些对课程不感兴趣的人，她放手随他们去，没必要浪费时间，俗话说得好：不渴的驴子，不用灌它水。这样她能够更好地将时间和精力花到那些专心的，真正渴望学习的学生身上，她可以为他们带来一些有益的东西。总而言之，她对自己说："我像同事们一样对待学生，麦粒归麦粒，谷壳归谷壳。我将自己抽离开来，毕竟，我不能为所有人的命运负责。"

她离开菜市场，走向我的诊所。其间，她想起最近的一个梦。她梦见了教皇，那个臭名昭著的教皇，他对人世间所有的小女孩表现出骇人听闻的恶毒。在这个梦中，丹妮拉看到他都干了些什么坏事：他恐吓这些小女孩，他巨大的身躯矗立在她们前方，低下头瞪着她们。她立即把其中一个小女孩拉到自己怀中，以便保护她。丹妮拉回想起这个画面时不禁笑了：很明显，这是个代表父权的人物，因为他在天上，所以象征着一个统治者，一个神圣的人物，应是一个类似自己父亲的人，但他给家中的三个女人带来了极大的恐怖。她护在怀中的那个小女孩，不正是她自己的一部分吗？这一部分本来被掩埋了，但多亏这部分，她才能够成为现在的自己，一名优秀的钢琴家，著名音乐学院的教授，难道不是吗？

　　每当她摁响门铃，推开诊所的门，在我面前坐下的时候，总是表现得有些孩子气，充满天真，有时候甚至有点不够庄重，但她本人根本没有意识到这一点。她的裙子一般较长，但有时又会特别短，只到大腿根。因此，我怎么可能会不知道，她和我谈到的这个小女孩还深深地住在她心里。我首先必须拯救这个小女孩，因为这正是她身上活着的那部分。应该鼓励这部分成熟起来，并且要越来越成熟。

　　她跟我谈到了她的父亲，他本人出现在她另一个梦中：她和他一起旅行，先坐火车，然后开车。她必须不停地搬行李，她父亲很凶地逼着她这么做。丹妮拉说到这里的时候，爆发出极大的愤怒，大喊："我父亲真坏！"她以前囿于道德责任，从未说过这种话。人们一般不会攻击自己的父亲，因为在孩子的心里，父亲是神圣的。

我问她："您如何看待将行李从一辆车搬到另一辆车上？"

"当然，这是一种束缚，让人很不舒服，但或许也是一种释放。我把行李放在一辆较小的车的后备厢里，这突然给了我更大的自由度。毕竟火车一直在铁轨上走，而汽车不像火车，我们可以抄近道。我梦中的小女孩，或许她最终能搬得动过去的重量，过去的所有包袱，将它们挪个位置，让它们变得更好拿，更轻便。"

她顿一下，继续说："或许那些年，我太想成为歌唱家，自己过于雄心勃勃；确实，我太混乱了，没能坚持我本来该做的……也许我不应该贪多，应该限制随身携带的东西，就像那个小女孩将行李搬到汽车的小后备厢时所做的那样。也许这些行李就是伴随我人生道路的情感负荷，我的情绪总是过激，而且像波浪一样起伏，忽高忽低。现在看来嗓子坏掉无疑是种自恋式的崩溃。"

接下来那次诊疗，丹妮拉和我分析得更为深入。我们谈到她的音乐所蕴含的神圣，以及如何从这个角度进行自我定位。当一个人做真实的自己的时候，必然是不完美的，有局限的。我们是凡人，不能总装出永远向着高处和顶峰进化的样子。

透过窗户，我们可以看到窗外婆娑的树叶，绿得很柔和。那是一个春日。

突然，丹妮拉不由自主地站了起来，向着钢琴紧走了几步，坐在琴凳上，将手放在琴键上开始演奏。她弹的是巴赫的赋格曲，她出色地诠释了它。这一次，哭的那个人是我。

她的演奏很完美，以一种不可思议的敏感，恰到好处地传达了这首音乐中神圣的东西。我明白了她为什么会被聘为音乐学院的教授。她演奏的时候，那种高度的专注以及从她生命中骤然散发出来的那种内在的宁静让我震惊。可以说，她以冥想的方式完美地进行了这次演奏。

据我所知，那段时间，她经常去她出生的山村。母亲病重，丹妮拉尽最大努力去照顾她，先是在家里，然后住院。她用勺子喂她吃饭，用毛巾帮她擦嘴。丹妮拉经常把她抱在怀里，抱着她讲有趣的故事，逗得她哈哈大笑。幸运的是，她母亲还在家里住的时候，父亲并不常出现。她们得以单独相处，没有霸道、可怕的父亲在眼前，丹妮拉觉得她终于和母亲建立了那种联系，那种本来应该在婴儿时期建立的母子关系，那种之前一直没能建立的联系。

一天，去乡下小住几日回来后，丹妮拉郑重告诉我："我母亲去世了，但她很快乐，直到最后的日子。"她补充道，"我们待在一起，相依为命，很完美。"

奇怪的是，从那时起，当她回到山村中并在那里遇见父亲的时候，她注意到，他对于她已经没有之前那么可怕了。他那种动不动就骂骂咧咧的态度也收敛了一些。他没那么坏了，稍微和气了一点。怎么说呢，不知不觉，某些东西已经变了。而她母亲去世前几周，她和父亲两个人待在家里的时候，父亲几乎只是和她打个招呼。她做饭的时候，他只在桌子上摆好一个盘子，他自己的盘子，仿佛女儿不存在。丹妮拉仔细地打理着这个家，父亲连句感谢的话都没有。母亲最后的时光，她寸步不离地在医院陪伴躺在病床上的母亲。

几个月过去了，中间我们会定期见面。

有一天，丹妮拉告诉我，她决定离开音乐学院，回到山村里生活。在她看来，经济上是允许的。她在一个偏远的村庄买了一个可以负担得起的小房子，不过，没有暖气之类的，但这有什么关系？她跟我说，她立刻明白这里就是她的"小窝"，她今后想住的地方。

现在她已经住在那里，给我发了一些用手机拍的室内照片：一切都很整洁，一点儿都不乱，打理得非常完美。我看到房子前面有个小花园：她在那里种花，种蔬菜。有时我会收到这样的短信："下次见面的时候，我会给您带一朵山茶花。"

这一切让我觉得在她的生命中，快乐终于成了她身上的一部分。

我非常感动，几乎落泪。我一开始就说，我真的很喜欢丹妮拉。她现在的快乐，是经历了那么多才得到的快乐，这让我感慨万千，甚至让我本人充满了快乐，而此前我想都不敢想。她告诉我她想要在这个偏僻的角落定居时，我的第一反应是很担心她：这样的与世隔绝真的是她想要的吗？她是不是要切断所有的人际关系，和所有的伙伴绝交？但最后没有。我看到了，也明白了：她有邻居。她与村里人建立了联系。她甚至加入了一个剧团，到处去演出，歌剧、哑剧、各种各样的表演……

当冬天来临的时候，她早上在家门前清除积雪，捡木头，烧火炉。晚上，有时是午夜过后，剧团演出完，她回到自己的家。当然会有点儿孤单，但家里收拾得很整洁、很舒适，就像七个小矮人欢迎白雪公主的到来一样。她过着艰辛却活力满满的生活。来到我的诊所时，看她的鞋子就能让我感觉到她足以应对这一切。她又站了起来，她不再追求伟大的梦想，她只是去森林采集木柴，袅袅炊烟从她家的烟囱中升起。她时不时回来复诊，每次她都带一朵花送给我。我是不是要说她正在被"治愈"？在这种情况下，这个术语有什么意义呢？不，正如我们的行话所说的那样，我有时还是得帮她去"调整"和"稳定"，但已经容易多了，和最初的那些疗程完全不一样，当时她充满了自杀的念头，回想起来，特别可怕。

有个晚上，应该是十一二点了，我的手机响了。我接起来说："你好。"一开始，我听不到任何声音，在几秒钟的寂静之后，我听到很轻的音乐声飘出来，徐徐展开，这是丹妮拉的琴声。她把钢琴带到了她的小屋，这一刻，她在弹琴，是的，是她在为我演奏。很快，音符飞舞着，盘旋上升，从空中传到我耳朵里。丹妮拉通过手机为我一个人演奏，我听出了这段音乐：巴赫的赋格曲。

那天在诊所，在我的钢琴前，她曾经出色地演奏过这首巴赫的赋格曲。那是一个不算太遥远的春天，窗外的树叶还是柔柔的嫩绿色……

后记：

为什么我的患者采用这种治疗方法？

美学态度是无私的。

——康德《纯粹理性批判》

我希望简单地和读者分享一下我的人生历程，分享我的感受、探索、犹豫、困难和成功，尤其是分享曾经的快乐。这对于大家更好地理解这本书，可以说是不无裨益的。

我曾想成为一名钢琴家。当然，不知道和真正的艺术大师或受人喜爱的演奏家相比，我的演奏水平到底还差多少。可以肯定的是，仍需要付出努力，继续学习。尤其，天赋不是每个人都具备的。不过，我并没有特别在意成为什么样的音乐家。二十岁时，在我即将毕业之际，严重的疾病使我不得不放弃理想。我离开学校，暂别艺术事业。

我该如何面对人生？我觉得能够与人接触、分享，又能带来收入的职业很有意义，我希望这份职业能真正给人关怀。于是我开始做一名理疗师，从事与身体健康相关的艺术。这是一个不错的选择，作为一名年轻的理疗师，我有幸遇到了像珍妮·赫施（Jeanne Hersch）这样的病人。她是日内瓦伟大的哲学家，也是哲学家卡尔·雅斯贝尔斯（Karl Jaspers）的朋友和研究雅斯贝尔斯的专家。她对我说的一句话，我终生难忘："人的内心是靠手展示出来的，所以做点什么吧。"（有些人善于发表能改变人一生的言论。）

我在理疗领域工作了很久：接受了各种各样的培训，丰富了在哲学和艺术医学方面的知识，研究了像压力、紧张这些音乐家经常遇到的问题。但仍然让我感到困扰的是：医学理论知识是有价值的科学知识，然而是否足以支持完成一项康复工作？又是否能对病人和医生都起到足够的促进作用？我感觉自己一直缺少什么……

但我究竟缺了什么？

对于现代人类，没有什么比手和大脑之间的联系更为紧密。可以肯定的是，人类智力的发展来自智人对手指越来越全面和精细的使用。到了今天，手和大脑之间的相互作用也愈发频繁。对于音乐家，手的主导作用甚至更为明显（当然，吹奏乐器主要靠呼吸和口腔）。钢琴家、小提琴家、竖琴家、吉他演奏家、大提琴家都非常依赖他们的手指。但是，为了治疗这些艺术家可能遭受的肌张力障碍和功能障碍，难道我们不应该考虑精神、情感的因素吗？

读者可能不知道，但在我们这个时代，百分之六十五的演奏家在其职业生涯的某一时刻都会遭遇肌肉骨骼方面的疾病，如肌腱炎、疲劳综合征、压迫性神经疾病和其他功能性障碍，这些疾病对演奏都非常不利。我们可能不敢相信，一位钢琴家每秒钟能弹出二十到三十个音，这意味着四百到六百个不同的肌肉动作。他们的双手和身体就是最精妙的工具，当然工具就需要极其精细的"校准"。早在 1852 年，威廉·冯·伦茨（Wilhelm von Lenz）在其关于贝多芬的著作中写道："今天，我们不弹钢琴，我们站到钢琴上来。我们现在不是艺术家，而是杂技演员……"①

演奏家们越来越重视由于极度紧张、刻苦练习产生的问题。身体的问题往往成为他们发展道路上的十字路口，他们可能因此改变人生的方向。

音乐家们遭受的严重功能障碍，我们称之为"功能性肌张力障碍"。无论他们从事哪种乐器的演奏，都有

---

① 威廉·冯·伦茨，《贝多芬和他的三种风格》，圣彼得堡：贝尔纳出版社，1852 年。

可能成为此类疾病的患者。只是疾病早期可能并不引起痛感，所以不易被察觉。钢琴家和吉他演奏家的问题容易出现在右手，小提琴家是左手。对于吹奏乐器演奏家，比如单簧管演奏家、长笛演奏家或是长号演奏家，主要是口腔周围的肌肉。而对于从事打击乐器的演奏家，脚踝就是他们的"阿喀琉斯之踵"。读者们也许认为这不算严重，但事实并非如此。功能性肌张力障碍完全可能终止一位艺术家的职业生涯，还会带来巨大的心理压力和痛苦。音乐家们将无法企及他们的理想目标，疾病会使他们无法在热爱的艺术领域实现自我的价值。因此带来的精神创伤，对于一些人而言，比死亡更可怕。

现在，这种疾病的发病率呈上升趋势，主要有两个原因：一方面，成为一名职业音乐家就意味着要面对各种竞争并取得优异成绩。行业的特点、社会的现实带来了外部压力。从音乐学院开始，就必须努力成为佼佼者，得到老师和公众的认可。因此，任何从事艺术职业的人注定要面对巨大的压力，必须学会应对。另一方面，应该说有些人还没有做好充分的准备。他们的过去或现在，他们的原生家庭以及其他许多因素都存在问题，这些往往会从根本上影响他们的艺术。音乐家的工作，付出的比任何人都要多，而且很容易出现缺憾，所以必须经受住考验。其实，这也是今天社会种种弊端的一个缩影：不惜一切代价，只为取得成绩的想法，在人类社会的各个领域不都存在吗？

音乐人内心的压力是巨大的：热爱音乐的人寻求完美，在某种程度甚至会有些绝对化。音乐这门学科，在所有的艺术中通常被看作最为纯粹的，是艺术表达的最高形式。音乐通常被认为是"神圣的"（这是一个很少被用来描述文学、绘画或造型艺术的词汇，对于这些艺术门类，我们更愿意使用"杰作"这个词语）。但人类的能力毕竟有限，人只是人，如果无限地追求完美，其实很难真正实现并且坚持，音乐家的内心常常会因此陷入矛盾之中。他们需要在演奏中达到完美，尽管这个目标从理论上讲是遥不可及的。即使是最伟大的音乐家也一直未曾满足，因为满足就会失去斗志，所以他们一次又一次地超越自己，但这样的动力确实十分可怕。

无论压力来自内部还是外部，身体最终成为所有压力的交汇点。如果音乐家遭遇病痛，首先关注的就是身体上的问题。他们会说：我的身体不再像以前那样接受控制，这是我必须纠正的，必须治愈的。这就意味着，他们并没有真正意识到这些疾病的根源，实际上来自他们的心理。

目前该领域的研究进展情况如何？毫不夸张地说，对于功能性肌张力障碍，今天的医学研究完全比不上十九世纪人们对于歇斯底里症的探索，尤其是当时弗洛伊德和布洛伊尔做出了杰出贡献，弗洛伊德甚至由此开创并发展了精神分析学。

因此，当病人推开我诊所的大门时，通常期望着生理性的治疗。他们相信，理疗足以让他们康复，让他们恢复正常工作。我非常愿意满足他们的期待，但多年来，考虑到此类疾病的心理根源，我采用的多维、整体治疗方案可以说有着宝贵的价值。我和我的病人会基于梦的解析进行心理治疗。

从这个角度，不得不说，荣格（Car Gustav Jung）的理论对于我的工作具有决定性的意义。他的著作中，非常准确地论述了各种艺术实践所涉及的心理活动，尤其是音乐领域。我觉得，他建立和发展的思想体系提供了一个理想的理论框架，可以让我们更好地理解音乐家灵魂中的奥秘，从而让音乐家重新连接真实人格与艺术人格（人格的社会维度），这成为解决痛苦的有效方法。我们也可以观察到，音乐家羁绊于演奏的乐器，与荣格所说的"阴影"进行着斗争。"阴影"是一个整体概念。在这个概念中，我们忽视或压抑的潜意识，在很大程度上支配着我们的行为，有时造成最坏的结果。这种"阴影"，如果你不把它带回精神层面，不尽可能有意识地整合它，它就会以一种有害的方式进入内心。在这里，我不详细地探讨荣格的作品，而是带读者简要地回顾一下。我们更多关注的是身患功能性肌张力障碍的音乐家们，他们要实现内心各种矛盾的融合，才能在真正个性化的道路上前行，才能摒弃功利之心，追求纯粹的、有生命力的艺术。

如我之前所说，这一切是通过梦的解析而实现。对于荣格和弗洛伊德（Sigmund Freud），梦是进入潜意识的王牌通道。也就是说，若要追溯问题的根源，梦给我们留下有象征意义的痕迹，可以用来解读。有一点值得一提：病人需要的康复不只是智力上的理解，还有情感上的领悟和感受（或恢复）。

病人的哭泣、宗教的视角和对意义的探索往往比过于理智和理论的思考更能使他们进步。

人类是身体和精神融合的统一体，并不一定能深刻感受或体验到理性的存在。所以，治疗通常是基于经验而不是理论思考。

除了艺术哲学的阐释，荣格的两个观念也很好地反映了音乐家的精神世界，我认为这些观念适用于所有的音乐实践。首先是对美的纯粹情感（如康德所说，美学态度是无私的）。其次是崇高感和自我超越。在我看来，这些都至关重要。如果想要帮助音乐家实现他们的艺术梦想，并尽可能地克服阻碍和束缚，那没有比美学和崇高感更为强大的力量了。

谈到美学，可以简要回顾历史。"美学"这个词汇表达的是主观认识的能力，由哲学家鲍姆加登（Alexander Gotllieb Baumgarten）在十八世纪提出。他从这个概念发展出的新学科——主观美学，便是基于感官的感知，而不是理性的思考。亚里士多德（Aristotle）在公元前四世纪已经提出了感知美的假设。但对于古人来说，美存在于客体当中，主体不能或几乎不能通过感知介入。美隶属于特定、不变的类别，它激发了艺术家"沉思者"

的精神。艺术家获得灵感，努力将其诠释得尽可能完美。在这种观念下，艺术家的角色不值一提：他们仅仅是工匠，遵循着界定物体美丽的普遍标准，完成各种作品。

这种美学观念被鲍姆加登和康德（Immanuel Kant）推翻。康德认为：美不是美丽的事物，而是事物美的表现。美产生于艺术家创作时的内心设计，产生于他的个人能力，艺术家将其加工提升为艺术作品。

可以看到，从心理角度，身为作品源头的艺术家，责任大大增加了，他们的肩膀承担起一切重量。所以，在对音乐家的治疗中，借助于荣格的思想体系会有很大帮助。

为什么是荣格而不是弗洛伊德？也许有人会反对我，答案很简单：我觉得，音乐来自生命的灵性，它是对人的神性的召唤，是我们心灵和情感的组成部分。音乐激发了我们精神中的伟大力量，荣格将这种力量称之为"原始意象"。所以说，音乐在本质上是一种升华。音乐家和听众在这种升华中汲取快乐。但音乐家追求音乐的道路也是努力付出的过程，所以他们有时可能忽略、忘记了这种快乐。总而言之，弗洛伊德以性欲为核心的体系似乎较少关注通过音乐获得的提升。弗洛伊德侧重欲望，荣格偏向感觉。

还有一点，尽管我支持让进行治疗的音乐家躺到长沙发上，但实践中，我不知道如何让这个著名的硬件设备满足我的工作需要（长沙发在传统的弗洛伊德精神分析治疗中必不可少）。功能性肌张力障碍源自感觉器官的感知问题，因此，我觉得要在感觉层面上进行干预。通常，我要求病人做的第一件事，就是站在诊所的镜子前，让他们意识到自己的姿势。然后，如果是钢琴家，我会请他来弹琴；如果是小提琴家，我会观察他持乐器的方式。总之，我的实践和经验表明，在治疗中，不能忽视身体。

众所周知，荣格和弗洛伊德在提出各自的理论时，很快就制定了禁令：医患之间，精神分析师和被分析者之间不得有身体接触。这种偏见有时会被质疑，特别是近三十年中，一些持不同意见的精神分析学家呼吁："不要仅仅靠语言（这曾是一位美国精神分析学家为自己的书拟定的标题）。"当患者是音乐家并且他们的疾病是功能性肌张力障碍时，这一呼吁在我看来更有意义。我不觉得理论假设一定不可信，但当实际操作变成禁忌，似乎就有所妨碍了。如果治疗效果得以验证，那我更愿相信效果。

如今，神经科学飞速发展。它也表明，不能随意将身体和精神分开。我完全赞同"言语治愈"，但仅仅依靠言语，就医学和心理学的发展而言，难道不是非常有历史局限性的吗？古希腊人已经意识到从医学角度，身体和灵魂密不可分，我完全同意。

为了便于读者的理解，我需要详细地回顾一下压力与功能性肌张力障碍的基本概念。

之前我曾提到，现在我要再次强调的是，艺术家面临着多重的强大压力，比如：对完美的痴迷，超越身体极限，情绪管理不善，人格冲突（人格与人格面具之间的分离，即真实人格与面具人格之间的分离，也就是真实人与外在人的分离），自卑感转换为自大感等等。正如阿兰·贝尔托（Alain Berthoz）在《运动的意义》中所指出的那样："没有情感就没有运动。"这是完全正确的，音乐家的行为与心理之间始终存在着相互作用，最终就反映在演奏当中。

具体来说，压力首先是一种保护性反射，在肾上腺素的作用下，它会使肌肉收缩和舒张（如肱二头肌活动模式）。但是，如果压力持续存在，皮质醇就会代替肾上腺素，并长期"战斗"下去。皮质醇会降低免疫力，肌肉收缩妨碍正常的血管分布，相关肌腱会疼痛、发炎。所以，要帮助音乐家认识到，尽管要追求艺术目标，但也要警惕压力引起的巨大病痛。必须让他们在压力和快乐之间找到平衡，通过精准的康复训练来放松肌肉。

压力是一个众所周知的现象，但对功能性肌张力障碍的认知情况却并非如此。目前相关的研究很少，有时甚至未能被诊断出来。这是一个少有人涉足的领域，治疗在很大程度上依赖于经验，医务人员对其知之甚少。如今，体育医学已经获得了相当的发展，但很少有人会注意到职业音乐家的病痛。可他们与高水平运动员一样，付出着最大努力，承担着同等风险。

功能性肌张力障碍，也称局灶性肌张力障碍或"音乐家痉挛"，是音乐家可能遭受的最有害的疾病。它常与不良姿势有关，会造成身体蜷缩，背部拱起，头部向前探出，手臂因肩胛骨肌肉无力而内旋（翼状肩胛）。

关于手的问题，主要是掌关节因掌骨小头的下陷而塌陷（相关内在肌张力不全），手指支点缺失，间距缩小，拇指紧靠食指。

这是一种无痛的功能障碍，其特征是无意识的持续收缩。也会表现为：动作缺乏灵活性，反复不适，缺乏精确度、协调性或控制力，不自主运动。并且，这些症状仅发生在乐器演奏时。

此外，功能性肌张力障碍通常只发生在特定的、技术难度大、速度要求快的音乐片段当中，最终妨碍整部音乐作品的演奏。

当相同的动作或活动不在乐器上进行时，这些症状就会减少或消失。它们总是在音乐家演奏的时候出现（至少是在相关的片段中），休息不会带来任何改善。

音乐家由于不知道疾病的根源，误以为只是技术性的问题，所以他们试图通过不懈的努力来解决，固执地对遇到困难的片段加以练习。他们无法找到原因，内心的混乱状态会进一步加剧肌张力障碍。紧张感和肌肉不平衡感的增加，会带来难以忍受的焦虑与压力。有时候，音乐家会使用隐蔽手段掩盖其"技术问题"：努力适应手指、演奏保留曲目或选择性地使用健康的手。

我们应该认识到，要实现自由、准确和可控的手指活动，就必须采用有坚实支撑点的良好姿势。

当然，疾病的出现与大脑的调控有关。我们经过长期训练建立起脑的功能回路，以适应专业活动的需要（即大脑可塑性），并允许手的自动控制。但错误的躯体感知会破坏这一切，感觉皮层将修改后的表达传递给运动皮层，有缺陷的感觉运动整合导致运动控制丧失，外围的手便不再响应大脑的控制。

我有一位病人，是著名的钢琴家。有一次，他很晚才来到诊所。为了不打扰同楼的住户，我们的钢琴使用了静音模式。他坐下来，把手放在键盘上，但他忘记戴上耳机，我就抓住机会给自己戴上。在寂静中，他最完美地演奏了舒伯特的片段，手毫无抖动。如果没有钢琴的回音和演奏时的情绪，他的功能性肌张力障碍就会消失。

是不是可以再举一个更好的例子，来说明无意识的情绪力量所起的关键作用呢？那不就是我在整本书中努力展示的吗？